JUNGFLEISCH. **Manipulations de chimie.** 1 volume in-8. Cartonné.. 27 fr.
MACÉ. **Bactériologie.** 1 vol. in-16, avec 173 fig.......... 8 fr.
MONIEZ. **Les parasites de l'homme.** 1 vol. in-16..... 3 fr. 50
MOQUIN-TANDON. **Botanique médicale.** 1 vol. in-18 jésus. 6 fr.
SAPORTA (A. de). **Théories et notations de la chimie moderne.** 1 vol. in-16, avec figures.......................... 3 fr. 50
SICARD. **Zoologie.** 1 vol. in-8, avec 758 fig. Cart........ 20 fr.
WUNDT, MONOYER et IMBERT. **Physique médicale.** 1 vol. in-8.. 12 fr.

Deuxième Examen. — **Anatomie, Histologie, Physiologie.**

ANGER. **Anatomie chirurgicale.** 1 vol. in-8, avec 1 079 fig. et atlas in-4 de 12 planches coloriées.......................... 40 fr.
BALFOUR. **Embryologie et organogénie comparées.** 2 vol. in-8.. 24 fr.
BEAUNIS. **Physiologie.** 2 vol. in-8. Cart................ 25 fr.
BEAUNIS et BOUCHARD. **Anatomie descriptive et embryologie.** 1 vol. in-8. Cart.. 20 fr.
— **Anatomie et dissection.** 1 vol. in-18.............. 4 fr. 50
BERNARD (CLAUDE). **Physiologie** : Anesthésiques et asphyxie, chaleur animale, diabète et glycogénèse, liquides de l'organisme, médecine expérimentale, pathologie expérimentale, phénomènes de la vie, physiologie expérimentale, physiologie opératoire, substances toxiques, système nerveux, table alphabétique. 16 vol. in-8, avec planches et fig..................... 114 fr.
CUYER et KUHFF. **Le corps humain.** 1 vol. gr. in-8, avec atlas de 27 planches coloriées, découpées et superposées. Ensemble 2 vol. Cartonnés.. 75 fr.
DUVAL (Mathias). **Technique microscopique et histologique.** 1 vol. in-18 jésus.. 4 fr.
ÉDINGER. **Anatomie des Centres nerveux.** 1 vol. in-8... 8 fr.
FAU et CUYER. **Anatomie artistique du corps humain.** 1 volume in-8, avec 40 figures et 17 pl. noires............. 6 fr.
— Le même, figures coloriées.............................. 12 fr.
GAVOY. **L'Encéphale.** 1 vol. in-4, avec atlas de 59 planches en glyptographie. Ensemble, 2 vol. Cart................. 100 fr.
KUSS et DUVAL (Mathias). **Physiologie.** 1 v. in-18 jés. Cart. 8 fr.
LIVON (CH.). **Manuel de vivisections,** 1 vol. in-8......... 7 fr.
LUYS. **Petit atlas photographique du système nerveux. Le cerveau.** 1 vol. in-18, avec 24 héliogravures. Cartonné. 12 fr.
MALGAIGNE. **Anatomie chirurgicale.** 2 vol. in-8....... 18 fr.

MOREL et VILLEMIN. **Histologie.** 1 vol. in-8 et atlas.... 16 fr.
RANVIER. **Anatomie générale.** 2 vol. in-8............. 20 fr.
ROBIN (Ch.). **Microscope.** 1 vol. in-8. Cartonné......... 20 fr.
— **Cours d'histologie.** *Deuxième édition.* 1 vol. in-8.... 6 fr.
— **Anatomie et physiologie cellulaires.** 1 volume in-8. Cartonné................................ 16 fr.
— **Leçons sur les humeurs.** 1 volume in-8. Cart........ 18 fr.

Troisième Examen. — **Pathologie générale, Pathologie interne, Pathologie externe, Médecine opératoire, Accouchements.**

BERGERON. **Petite chirurgie.** 1 vol. in-18................ 5 fr.
BERNARD (Cl.) et HUETTE. **Médecine opératoire** et anatomie chirurgicale. 1 vol. in-18, avec 113 pl. fig. noires. Cart. . 24 fr.
— Le même, fig. col. Cart................................ 48 fr.
BOUCHUT. **Pathologie générale.** 1 vol. in-8............ 12 fr.
— **Diagnostic et séméiologie.** 1 vol. in-8............... 12 fr.
— **Maladies des nouveau-nés**, des enfants à la mamelle et de la seconde enfance. 1 vol. in-8........................ 18 fr.
— **Hygiène de la première enfance.** 1 vol. in-18 jésus. 4 fr.
CHAILLY. **Art des accouchements.** *Sixième édition.* 1 vol. in-8, avec 282 fig.................................. 10 fr.
CHARPENTIER. **Accouchements.** 2 vol. in-8, avec 800 fig. 30 fr.
CHAUVEL. **Opérations de chirurgie.** 1 vol. in-18 jésus.. 7 fr.
CHRÉTIEN. **Médecine opératoire.** 1 vol. in-18........... 6 fr.
COIFFIER. **Auscultation.** 1 vol. in-18 jésus, avec 71 fig. col. 3 fr.
CORLIEU. **Aide-mémoire de médecine, de chirurgie et d'accouchement.** 1 vol. in-18 jésus. Cartonné.............. 6 fr.
CORNIL. **Syphilis.** 1 vol. in-8............................ 10 fr.
CULLERRE. **Maladies mentales.** 1 vol. in-18 jésus.
DAREMBERG. **Histoire des sciences médicales.** 2 vol. in-8. 20 fr.
DECAYE. **Thérapeutique chirurgicale.** 1 vol. in-18 jés.. 6 fr.
DELEFOSSE. **Chirurgie des voies urinaires.** 1 vol. in-18 jésus.. 7 fr.
— **Procédés pratiques pour l'analyse des urines**, des dépôts et des calculs urinaires. 1 vol. in-18 jésus, avec 25 pl.... 4 fr.
DESPINE et PICOT. **Maladies des enfants.** 1 v. in-18 j.. 9 fr.
ENGELMANN. **La pratique des accouchements** chez les peuples primitifs. 1 vol. in-8.............................. 7 fr.
EUSTACHE (G.). **Maladies des femmes.** 1 vol. in-18 jés.. 8 fr.
FOX (G.-H.). **Iconographie photographique des maladies de la peau.** 1 vol. in-4, avec 48 planches photographiques coloriées. Cartonné.................................. 120 fr.
FRERICHS. **Maladies du foie.** 1 vol. in-8. .... 12 fr.

PRÉCIS
D'AUSCULTATION

TRAVAUX DU MÊME AUTEUR

Indications cliniques fournies par la pupille : — Thèse pour le doctorat, Paris, 1879.

Description d'une nouvelle pile électrique : — *in* journal *l'Électricien*, Paris, 1er avril et 1er mai 1883.

Médecine et thérapeutique rationnelles : — 1 volume in-18 de 432 pages, avec figures. J.-B. Baillière, Paris, 1884.

Médecine antiseptique : — Mémoire récompensé par l'Académie de médecine (Mention honorable, en 1885).

Projet de création d'un observatoire sur le Mézenc : — Broch. de 20 pages, imprimerie Marchessou, Le Puy, 1885.

De l'aspiration clinique des gaz intestinaux : — Mémoire de 60 pages, *in* Arch. de l'Académie de médecine, 16 mars 1886.

Cinq applications nouvelles de la seringue de Pravaz ; — Mémoire de 80 pages, *in* Arch. de l'Académie de médecine, 6 juin 1886.

Etude de psychologie ; — Empoisonnement par le varaire ; — Essai des alcools ; — Éclairage de la ville du Puy à l'électricité ; — *in* Tomes IV et V des Mémoires de la Société agricole et scientifique de la Haute-Loire.

Note sur la réorganisation de l'hygiène publique en France : — Académie de médecine, séance du 25 janvier 1887.

Origine d'une épidémie de croup : — Mémoire récompensé par l'Académie de médecine (Médaille de bronze pour le service des Épidémies en 1887).

Cinq mémoires sur la vaccine, récompensés par l'Académie de médecine (Médailles d'argent pour les années 1882-1883-1886 et 1887 ; médaille d'or en 1888).

5945-90. — Corbeil. Imprimerie Crété

PRÉCIS
D'AUSCULTATION

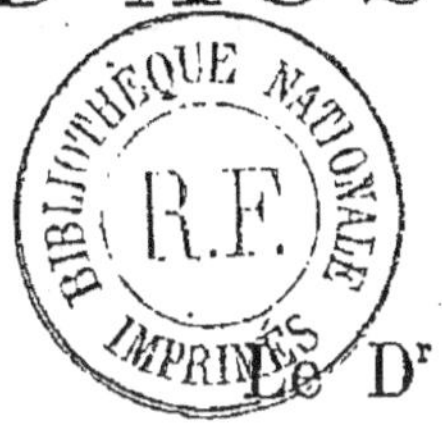

PAR

Le Dr COIFFIER (du Puy)

DEUXIÈME ÉDITION

REVUE ET AUGMENTÉE

Avec 78 figures coloriées, intercalées dans le texte

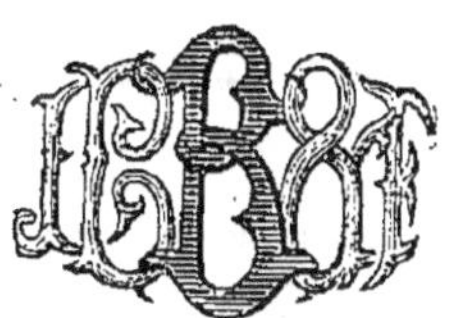

PARIS

LIBRAIRIE J.-B. BAILLIERE ET FILS

19, rue Hautefeuille, près du boulevard Saint-Germain

1890

TABLEAU DES SIGNES

Craquements, symptôme de phthisie.................

Expiration prolongée, signe également de phthisie......

Frottements (pleurésie sèche).......................

Râles secs ou sonores (bronchite à sa 1re période).
- Sibilants (bronchite des petites bronches)..........................
- Ronflants (bronchite des grosses bronches)..........................

Râles muqueux ou sous-crépitants (bronchite à sa 2me période)....
- Fins (bronchite des petites bronches)
- Moyens (bronchite des moyennes bronches).....................
- Gros (bronchite des grosses bronches).........................

Râles crépitants, caractéristiques de la pneumonie......

Souffle (pneumonie pleurésie).........................

Signes cavitaires { gargouillement, souffle caverneux ou amphorique, voix caverneuse ou amphorique, etc. (phthisie à sa 3me période)..............

Voix chevrotante ou égophonie (pleurésie)............

Sonorité normale à la percussion, en jaune............

Sonorité exagérée (tympanisme), en rouge..............

Sonorité diminuée (submatité ou matité), en bleu......

PRÉCIS
D'AUSCULTATION

L'auscultation est l'action d'appliquer l'oreille sur le corps d'un malade, pour écouter les bruits qui se font entendre dans son intérieur et en tirer des conclusions sur la nature des maladies des organes profonds.

En représentant ces bruits par des signes particuliers, tels que ceux inscrits dans le tableau qui précède, il est facile de composer des figures simples et méthodiques qui, mieux que tous les raisonnements et les longues descriptions, fixent dans l'esprit la *nature*, le *siège*, l'*étendue* et la *marche* des lésions dans chaque affection.

Nous allons étudier successivement, sous ce point de vue qui est nouveau, l'*auscultation des poumons*, celle du *cœur* et celle de l'*abdomen*.

PREMIÈRE PARTIE

AUSCULTATION DES POUMONS

CHAPITRE PREMIER

GÉNÉRALITÉS.

Article Ier. — Situation des poumons.

Les poumons (fig. 1 et 2) occupent presque toute l'étendue de la poitrine et, situés de chaque côté du cœur, s'étendent, de haut en bas, depuis le sommet des épaules jusqu'au diaphragme *abcd*, et, d'avant en arrière, du sternum à la colonne vertébrale.

Leur partie supérieure est désignée sous le nom de *sommet*, leur partie inférieure sous celui de *base*.

Article II. — Auscultation a l'état normal.

Lorsqu'on ausculte, au niveau des poumons, la poitrine d'une personne qui se porte bien, on entend, à chaque respiration, une sorte de bruit léger

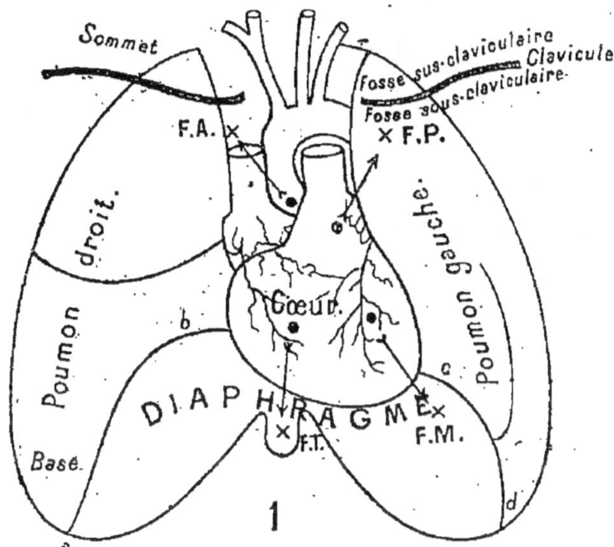

Fig. 1 — Poumons, face antérieure.

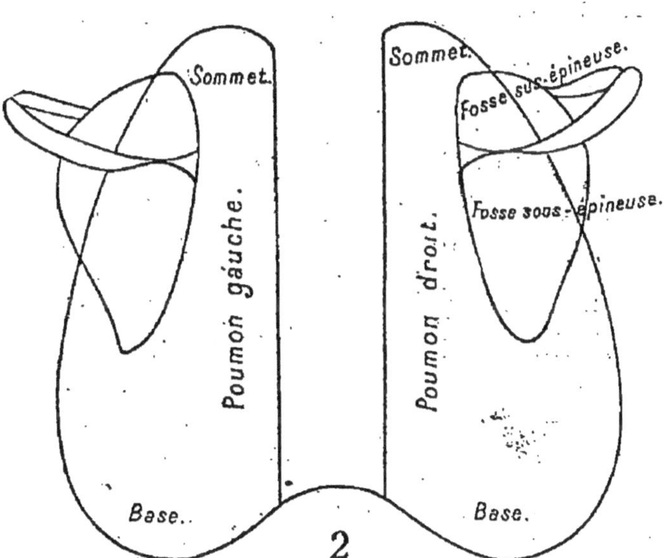

Fig. 2. — Poumons, face postérieure.

(*murmure respiratoire*), analogue à celui que produit une personne dormant d'un sommeil paisible, et composé de deux bruits secondaires bien distincts :

Le premier (*bruit de l'inspiration*) est doux, moelleux, aspiratif, trois fois plus long et plus fort ;

Le second (*bruit de l'expiration*) est au contraire très faible, très court et à peine perceptible.

Le mot UUUU — U, dont la première syllabe, à plusieurs U, correspond à l'inspiration, et la seconde, à un seul U, à l'expiration, donne, lorsqu'on le prononce à voix basse, une idée assez exacte du bruit respiratoire naturel.

Article III. — Auscultation a l'état morbide.

Dans la maladie, on entend d'autres bruits, qui ont reçu chacun un nom spécial et qui indiquent immédiatement au médecin à quelle lésion il a affaire. Ces bruits sont tous produits par des modifications particulières imprimées par la maladie au *murmure respiratoire*, qui peut être :

— Diminué d'intensité : *faiblesse ou absence de la respiration ;*

— Altéré dans son rhythme : *expiration prolongée ;*

— Modifié dans son timbre : *souffle tubaire ; souffle caverneux ; souffle amphorique ;*

— Rendu sonore ou sifflant : *râles secs, sibilants ou ronflants;*

— Entendu humide et mouillé : *râles crépitants; râles sous-crépitants*; *râles caverneux* (gargouillement);

— Masqué par des bruits étrangers : *frottements, craquements;*

— Ou couvert par la voix, quand on fait parler le malade : *voix chevrotante; voix caverneuse; voix amphorique.*

Nous allons étudier séparément chacun de ces signes auscultatifs.

§ 1er. — Faiblesse ou absence de la respiration.

Quelquefois l'oreille n'entend absolument rien au point ausculté, ou un murmure respiratoire très faible.

Ceci indique — ou que le murmure respiratoire se produit avec moins d'intensité dans le tissu pulmonaire (tuberculose au début), — ou qu'il est transmis moins complètement à l'oreille par suite d'un obstacle (présence d'un liquide dans la plèvre).

On peut être certain : — d'une *phthisie commençante*, si le point ausculté est le sommet du poumon (voy. fig. 52, p. 71), — d'un *épanchement pleural*, si c'est la base (voy. fig. 44, p. 63).

§ 2. — Expiration prolongée.

Quand le bruit de l'expiration est aussi long que celui de l'inspiration, que le murmure respiratoire naturel UUUU—U devient UUUU—UUUU, c'est-à-dire que sa deuxième syllabe acquiert la même longueur que la première, on dit qu'il y a *expiration prolongée*.

Or, si l'air sort plus difficilement du poumon, cela provient — ou bien de ce qu'il est chassé, avec moins de force, par les cellules pulmonaires privées de leur élasticité normale (emphysème), — ou bien de ce qu'il rencontre un obstacle à son passage dans les ramifications bronchiques (saillies tuberculeuses à l'intérieur de celles-ci).

L'expiration prolongée indique — un *emphysème*, si son siège est en avant avec sonorité exagérée (voy. fig. 25, p. 45); — une *phthisie*, au contraire, si son siège est au sommet, avec sonorité diminuée (voy. fig. 53 et 54, p, 73).

§ 3. — Souffle tubaire (respiration bronchique ou tubaire, souffle proprement dit).

Lorsque le murmure respiratoire, ordinairement doux et moelleux, prend un ton élevé et devient intense *à ses deux temps*, on dit qu'il y a *souffle*. Aspirez et soufflez fortement, à plusieurs reprises, à travers le canal d'un stéthoscope, et vous aurez la reproduction exacte du bruit de souffle, tel qu'on l'entend en auscultant.

Le souffle est attribué à une augmentation de densité du tissu pulmonaire (devenu ainsi meilleur conducteur du murmure respiratoire bronchique), — soit que cette augmentation de densité provienne de l'affaissement, par compression, des parties les plus souples de l'organe (épanchement pleural), — soit qu'elle résulte d'une induration spéciale du tissu pulmonaire lui-même (pneumonie).

Le médecin doit penser — à une *pleurésie*, si le souffle est faible, profond, peu distinct, et n'est proportionné ni à l'intensité, ni à l'étendue de la matité thoracique (voy. fig. 46, p. 65); — à une *pneumonie*, au contraire, s'il est intense, superficiel et perçu dans toute l'étendue de la matité (voy. fig. 38, p. 57).

§ 4. — Souffle caverneux (respiration caverneuse).

Quelquefois, en auscultant, on perçoit, à la place du murmure respiratoire normal, un bruit creux, semblable au bruit qu'on obtient en inspirant et en expirant avec force dans ses deux mains disposées en cavité, c'est-à-dire en une sorte de cornet : c'est le *souffle caverneux*.

Celui-ci est l'indice certain d'une *excavation pulmonaire* communiquant avec les bronches.

Il indique une *caverne tuberculeuse*, s'il siège au sommet et chez un jeune sujet (voy. fig. 62, p. 81); — une dilatation bronchique, s'il a son siège en avant et existe chez un vieillard (voy. fig. 19, p. 39).

§ 5. — Souffle amphorique (respiration amphorique).

Parfois le murmure respiratoire UUUU — U est remplacé par le souffle dit *amphorique*, c'est-à-dire par un bruit retentissant, à timbre creux et métallique, analogue à celui qu'on obtient en soufflant dans une amphore (ou grande cruche), ou dans une carafe à goulot étroit et à parois résonnantes (Barth et Roger).

Le souffle amphorique se lie toujours à l'existence, dans la poitrine, d'une cavité anormale et de grandes dimensions.

Il indique presque infailliblement : — un *pneumo-thorax*, avec fistule pulmonaire (voy. fig. 66, p. 87); — ou une très vaste *caverne*, ordinairement tuberculeuse (voy. fig. 62, p. 81).

§ 6. — Râles secs ou sonores.

Le murmure respiratoire est souvent voilé, à ses deux temps, par des piaulements, des sifflements, des ronflements, des roucoulements qui existent isolément ou bien s'entremêlent, alternent, se remplacent et donnent lieu à une musique cacophonique qu'il suffit d'avoir entendue une seule fois pour la distinguer immédiatement de tous les autres bruits. Ces piaulements, ces sifflements, ces ronflements constituent les *râles secs ou sonores.*

Laënnec, l'inventeur de l'auscultation, attribuait la production de ces râles au passage de l'air à travers des bronches rétrécies partiellement, et sur divers points de leur étendue, par un gonflement congestif et irrégulier de la muqueuse sur tous ces points.

Les râles secs sont le signe d'une *bronchite* (*aiguë*, *tuberculeuse* ou *autre*) à sa première période ou période congestive. Ils indiquent — que l'inflammation occupe les petites bronches, quand ils sont fins et aigus (râles sibilants, voy. fig. 12, p. 31); — qu'elle est au contraire localisée sur les grosses bronches, quand ils sont gros et sourds (râles ronflants, voy. fig. 4, p. 23).

§ 7. — Râles crépitants.

L'oreille perçoit, *à l'inspiration*, une sorte de crépitation très fine, à bulles nombreuses et égales, et qui ressemble très bien au frottement d'une mèche de cheveux que l'on froisse entre les doigts.

Il est admis que les râles crépitants sont produits par le passage de l'air à travers des liquides contenus dans les vésicules pulmonaires (Barth et Roger).

Ces râles constituent le signe caractéristique de la *pneumonie* — qui est *simple*, si elle siège à la base (voy. fig. 36, p. 55); — *tuberculeuse*, si c'est au sommet.

§ 8. — Râles sous-crépitants ou muqueux.

On entend, aux deux temps de la respiration, à *l'inspiration comme à l'expiration* (ce qui les différencie des râles crépitants), une sorte de bruit analogue à celui qui serait produit par l'éclatement brusque d'innombrables bulles liquides extrêmement petites. Qu'on se figure le bruit que l'on fait en soufflant doucement, dans de l'eau, à travers un tout petit tube, et l'on aura une image très rapprochée des râles muqueux ou sous-crépitants. Ceux-ci, selon la grosseur de leurs bulles, peuvent être distingués en *fins*, *moyens* et *gros*.

Ils se produisent lorsqu'il existe dans les bronches des liquides, tels que des mucosités, du sang ou du pus et que l'air, pendant l'inspiration et l'expiration, traverse ces liquides en formant des bulles (Barth et Roger).

Ils indiquent — la *phthisie à la période de ramol-*

lissement, s'ils siègent au sommet (voy. fig. 57, p. 77); — *une bronchite à sa deuxième période ou période de sécrétion*, si leur prédominance est à la base. Dans ce dernier cas, le volume des râles sert à indiquer le siège de la bronchite dans les diverses sections de l'arbre aérien : le sous-crépitant fin annonce l'inflammation des petites bronches (fig. 14, p. 33); le moyen, l'inflammation des bronches moyennes (fig. 20, p. 39); le gros, celle des grosses bronches (fig. 6, p. 25).

§ 9. — **Râle caverneux** (**gargouillement**).

C'est un bruit de glou-glou analogue à celui que l'on détermine en soufflant fortement dans de l'eau de savon avec un tube d'un gros calibre. Il s'entend pendant l'inspiration ou l'expiration et souvent dans toutes deux.

Il tient à l'existence, dans le poumon, d'une cavité anormale contenant en même temps du liquide et de l'air et communiquant avec les bronches.

Il est le signe certain — *d'une caverne pulmonaire*, s'il siège au sommet (fig. 59, p. 79); — *d'une dilatation bronchique*, s'il occupe un autre point (fig. 20, p 39).

§ 10. — Frottements.

Quelquefois l'oreille perçoit, à un ou aux deux temps de la respiration, des bruits superficiels, rugueux, inégaux (Krr—Krr), semblant accompagner les mouvements d'ascension ou de descente du thorax : ce sont des frottements. Ceux-ci s'imitent parfaitement, disent Barth et Roger, lorsque, appliquant la paume de la main gauche sur l'oreille, l'on vient à frotter lentement sur le dos des articulations métacarpo-phalangiennes, avec la pulpe des doigts de la main droite. Ils offrent tous les degrés entre le simple frôlement et le râclement.

Ils sont produits par le dépoli et les rugosités des surfaces pleurales, glissant l'une sur l'autre, pendant les mouvements respiratoires.

Ils indiquent toujours une *pleurésie sèche* — *simple*, s'ils siègent à la base (fig. 50, p. 69) ; — *tuberculeuse*, s'ils sont au sommet (fig. 54, p. 73).

§ 11. — Craquements.

Ils consistent, comme leur nom l'indique, en une suite de petits craquements peu nombreux, *inégaux*, localisés au sommet et se manifestant surtout dans l'inspiration.

On explique leur présence par la fonte de tubercules arrivés à la période de ramollissement.

Ils sont toujours l'indice d'une *phthisie confirmée* (fig. 56, p. 75).

§ 12. — Voix chevrotante ou égophonie.

La voix du malade, quand on le fait parler en l'auscultant, revêt un caractère grêle, aigu, tremblotant et saccadé, qui la fait ressembler à la voix d'une chèvre ou de *Polichinelle*.

Laënnec attribue ce son vocal à la transmission de la voix à travers une couche mince et tremblotante de liquide.

Cette explication paraît exacte, car la voix chevrotante est l'indice certain d'un *épanchement liquide* dans la plèvre : pleurésie, hydrothorax (voy. fig. 46, p. 65).

§ 13. — Voix caverneuse ou pectoriloquie.

A l'auscultation, la voix du malade paraît creuse, semble retentir dans un espace creux, et l'on croirait qu'il y a dans la poitrine une caverne qui parle et articule. L'auscultation, au moyen du stéthoscope, du larynx d'une personne saine qui parle, donne une idée nette et exacte de ce qu'on entend par *voix caverneuse*.

Celle-ci nécessite forcément, pour se produire, la présence dans le poumon d'une cavité anormale.

Elle est le signe d'une *caverne* de moyenne grandeur.

§ 14. — Voix amphorique.

On croirait que le malade, que l'on ausculte, parle à travers l'ouverture d'une grande cruche : cette comparaison est caractéristique et donne une idée nette de ce qu'est la voix amphorique.

Celle-ci nécessite, pour se manifester, la présence dans la poitrine d'une très grande excavation.

Elle annonce, de même que le souffle amphorique, — soit un *pneumo-thorax* (fig. 32, p. 51); — soit une très vaste *caverne pulmonaire* (fig. 62, p. 81).

ARTICLE IV. — RÉSUMÉ SYNOPTIQUE.

BRUITS PERÇUS.	SIÈGE DE CES BRUITS.		MALADIES QU'ILS INDIQUENT.
Absence du murmure respiratoire.........	Sommet..................................		Phthisie commençante.
	Base.....................................		Epanchement pleural.
Expiration prolongée....................	Sommet..................................		Phthisie commençante.
	Bord antérieur..........................		Emphysème.
Souffle tubaire.........................	Toujours à la base....	Profond........	Pleurésie.
		Superficiel......	Pneumonie.
Souffle caverneux.......................	Sommet..................................		Caverne tuberculeuse.
	Bord antérieur..........................		Dilatation bronchique.
Souffle amphorique......................	Sommet..................................		Grande caverne tuberculeuse.
	Base.....................................		Pneumo-thorax.
Râles secs..............................	Disséminés partout......	Gros........	Rhume, 1re période.
		Moyens	Bronchite aiguë, 1re période.
		Petits........	Bronchite capillaire, 1re période.
Râles crépitants	Ordinairement la base..................		Pneumonie.
Râles sous-crépitants...................	Sommet..................................		Phthisie à la période de ramollissement.
	Base.....................................		Bronchites à leur 2me période.
Râle caverneux (gargouillement)..........	Sommet..................................		Caverne tuberculeuse.
	Autre point..............................		Dilatation bronchique.
Frottements.............................	Sommet..................................		Pleurésie tuberculeuse.
	Base.....................................		Pleurésie sèche.
Craquements.............................	Toujours le sommet......................		Phthisie à la période de ramollissement.
Voix chevrotante........................	Toujours la base........................		Epanchement pleurétique,
Voix caverneuse.........................	Sommet..................................		Caverne tuberculeuse.
	Autre point..............................		Dilatation bronchique.
Voix amphorique.........................	Sommet..................................		Grande caverne tuberculeuse.
	Base.....................................		Pneumo-thorax.

Le *Tableau des signes* que nous avons placé à la première page de ce livre, pour que le lecteur puisse le consulter plus facilement, indique, en regard des principaux bruits auscultatifs, les signes graphiques au moyen desquels nous nous proposons de représenter ces bruits dans le courant de ce travail.

CHAPITRE II

MALADIES PULMONAIRES EN PARTICULIER.

Étant connus les principaux bruits que l'on entend dans un poumon malade, on peut diviser les maladies pulmonaires en trois classes, — se basant sur la qualité du son que rend le poumon lorsqu'on le percute au niveau du point lésé :

1° Les maladies où le point lésé présente la sonorité naturelle. Je les représenterai sur un fond jaune;

2° Celles où le point malade offre, à la percussion, le son d'un tonneau vide (*tympanisme*), c'est-à-dire une sonorité exagérée. Je les dessinerai sur un fond rouge;

3° Celles enfin où la partie atteinte résonne comme un tonneau plein (*matité*), c'est-à-dire où la sonorité naturelle est diminuée ou abolie. Je les placerai sur un fond bleu.

Article Ier. — Maladies pulmonaires a sonorité naturelle.

Ce sont : le *rhume*, la *bronchite aiguë*, la *bronchite capillaire*, la *bronchite chronique*, la *dilatation des bronches* et la *coqueluche*.

§ 1er. — Rhume.

Le rhume est l'inflammation des grosses bronches. C'est une bronchite extrêmement légère, qui comprend deux périodes :

Une première, dite *de congestion ;*

Une seconde, dite *de sécrétion.*

I. — *Première période ou période de congestion.*

La première période est caractérisée par :

— Une sonorité normale dans toute la poitrine ;

— Et quelques gros râles secs ou ronflants (sifflements, piaulements), perceptibles surtout vers la partie moyenne des poumons, au niveau des grosses bronches (fig. 3 et 4).

Symptômes cliniques. — Le malade ne tousse que depuis quelques jours seulement ; sa toux est sèche et procède par quintes ; il n'expectore que quelques rares crachats transparents ; n'a pas de fièvre ; pas de symptômes généraux.

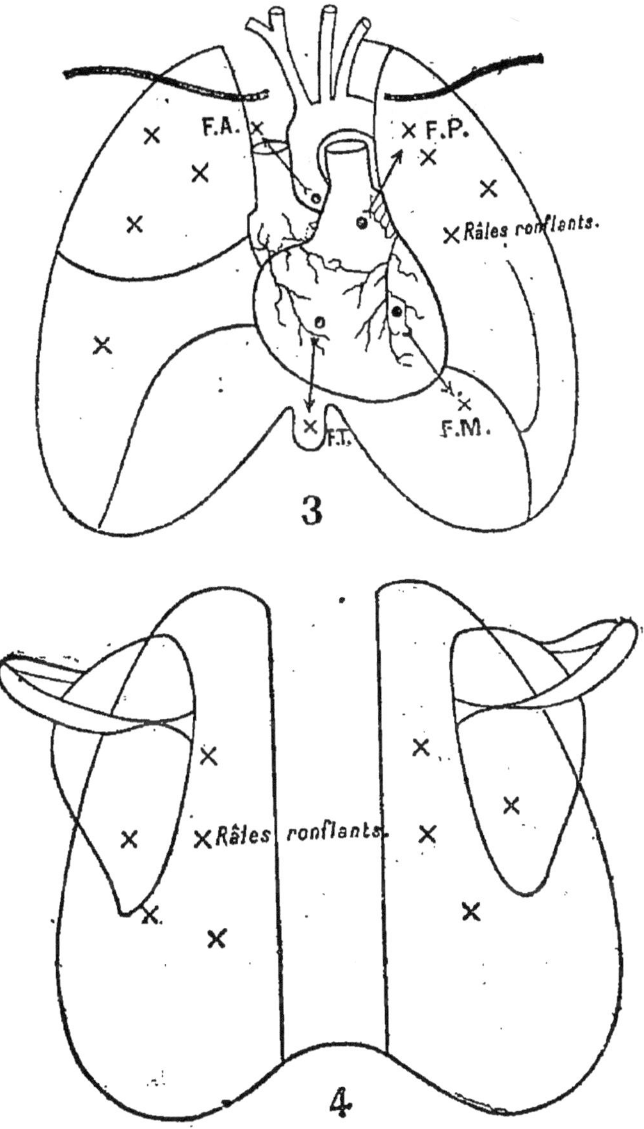

Fig. 3 et 4. — Rhume. Première période ou période de congestion.

II. — *Seconde période ou période de sécrétion.*

La seconde période a pour caractères :

— Une sonorité normale de la poitrine, dans toute son étendue, comme dans la première période ;

— Quelques gros râles muqueux très rares, sensibles surtout quand on fait tousser le malade ;

— La localisation de ces râles vers la partie moyenne du poumon (fig. 5 ou 6) au niveau des grosses bronches. Il faut ausculter dans la région sternale ou, en arrière, au milieu du dos, de chaque côté de la colonne vertébrale, pour bien les percevoir.

Symptômes cliniques. — Le malade a des quintes de toux, comme dans la première période, mais sa toux perd son caractère de sécheresse pour devenir *grasse* et humide ; il expectore, plus ou moins facilement, de nombreux crachats épais, opaques, jaunâtres ; il n'a pas de fièvre ; pas de symptômes généraux.

La durée totale de la maladie varie entre huit et quinze jours.

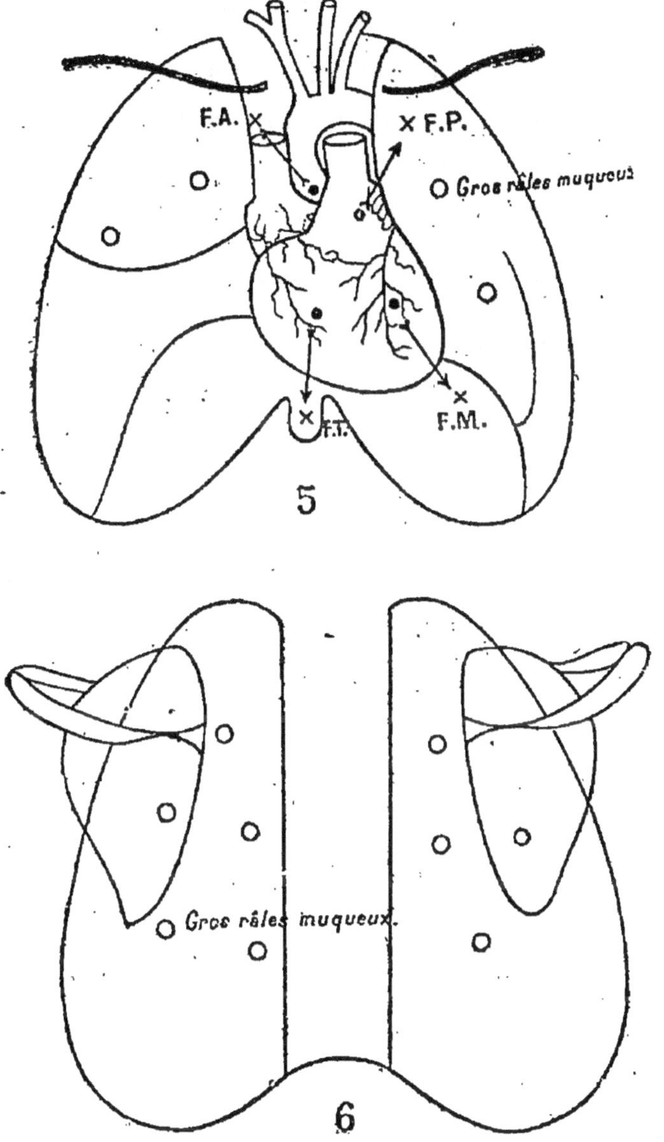

Fig. 5 et 6. — Rhume. Seconde période ou période de sécrétion.

§ 2. — Bronchite aiguë.

La bronchite aiguë ou inflammation des moyennes bronches a, comme le rhume, deux périodes :

Une première dite *congestive;*

Une seconde ou *période de sécrétion.*

I. — *Première période ou période de congestion.*

La première période a pour signes (fig. 7 et 8) :

— Une sonorité normale partout;

— Des râles secs nombreux, sibilants et ronflants ;

— La dissémination de ces râles aux deux poumons, dans toutes leurs parties, mais avec prédominance aux bases.

Symptômes cliniques. — Au début de la bronchite aiguë, la toux est sèche, quinteuse, pénible ; l'expectoration est presque nulle ou ne se compose que de quelques crachats blanchâtres et transparents ; le malade éprouve une constriction légère derrière le sternum ou entre les épaules, a quelques frissons fugaces assez légers, un peu de courbature, de l'inappétence, un pouls un peu fréquent, une température entre 38 et 39 degrés.

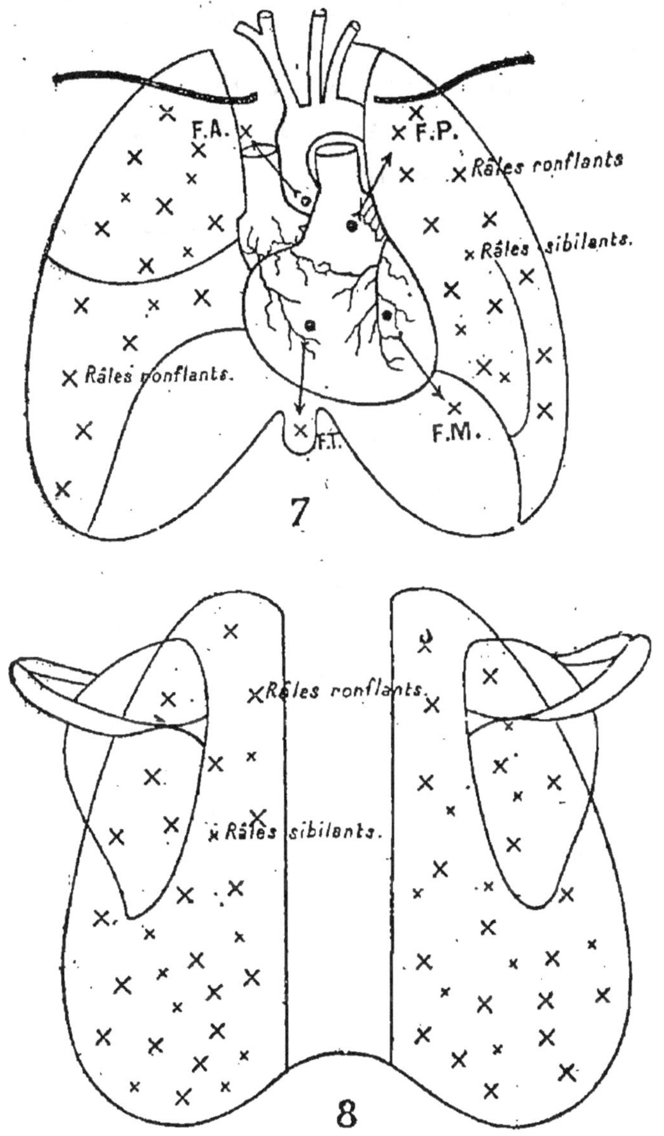

Fig. 7 et 8. — Bronchite aiguë. Première période ou période de congestion.

II. — *Seconde période ou période de sécrétion.*

La seconde période présente également :

— Une sonorité normale, à la percussion, dans toute l'étendue de la poitrine ;

— Quelques râles ronflants disséminés (ronflements, piaulements), moins nombreux que dans la première période ;

— Surtout de gros râles sous-crépitants siégeant principalement vers les bases (fig. 9 et 10).

— Ces signes auscultatifs sont perceptibles dans les deux poumons également.

Symptômes cliniques. — A cette seconde période, la toux de la bronchite aiguë, tout en restant pénible et quinteuse, devient *grasse* et humide ; le malade a une abondante expectoration de crachats épais, opaques, verdâtres ; il a un peu de moiteur à la peau ; sa fièvre est en décroissance ; il se sent, d'un jour à l'autre, revenir à la santé. La durée totale de la maladie est de dix à quinze jours.

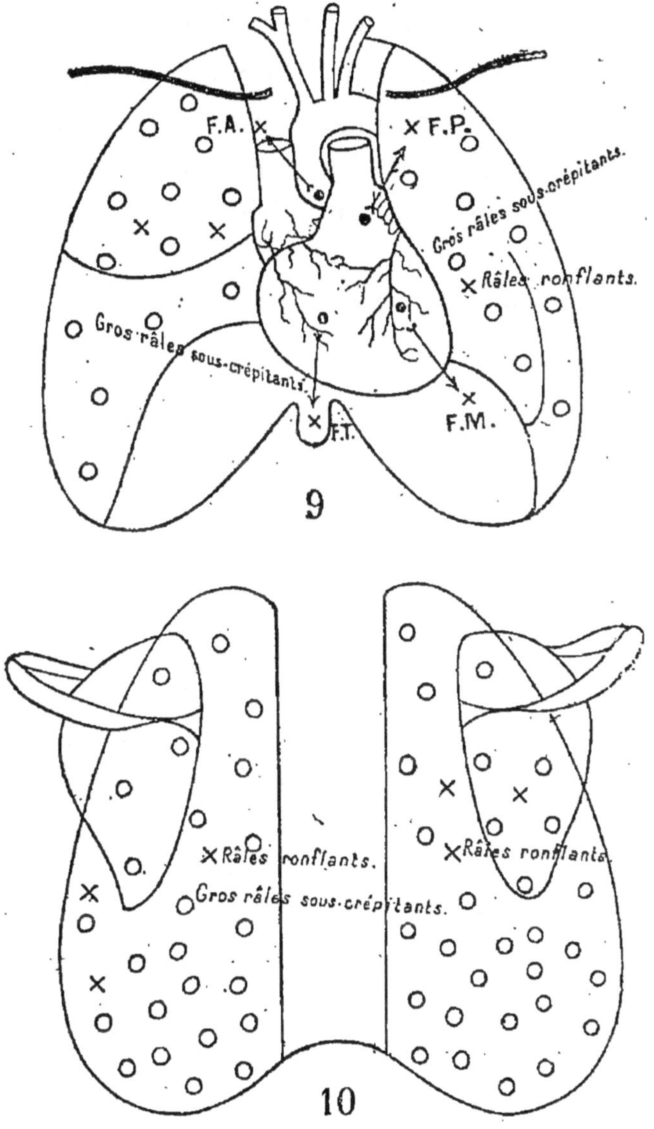

Fig. 9 et 10. — Bronchite aiguë. Seconde période ou période de sécrétion.

§ 3. — **Bronchite capillaire.**

La bronchite capillaire, ou catarrhe suffocant, consiste dans l'inflammation des petites bronches et présente, comme le rhume et la bronchite simple, deux périodes bien tranchées :

1° La *période congestive ;*

2° La *période de sécrétion.*

I. — *Première période ou période congestive.*

La première période a pour symptômes (fig. 11 et 12) :

— Une sonorité normale dans toute l'étendue du thorax.

— *Signe caractéristique :* des râles sibilants très fins et très nombreux, sortes de piaulements, de sifflements, de ronflements, de roucoulements, qui alternent, s'entremêlent, se remplacent et donnent lieu à une cacophonie toute spéciale, à un gazouillement général de tout l'intérieur de la poitrine.

Symptômes cliniques. — Dans le cours d'une bronchite légère, le malade (très souvent un enfant) est pris tout à coup d'*une fièvre intense* et (signe pathognomonique) d'*une oppression très grande* avec mouvements respiratoires d'une fréquence extrême. Il *tousse péniblement* et *expectore*, avec difficulté, des matières épaisses, non aérées, visqueuses, filantes, mousseuses, souvent opaques : c'est le début ou première période d'une bronchite capillaire.

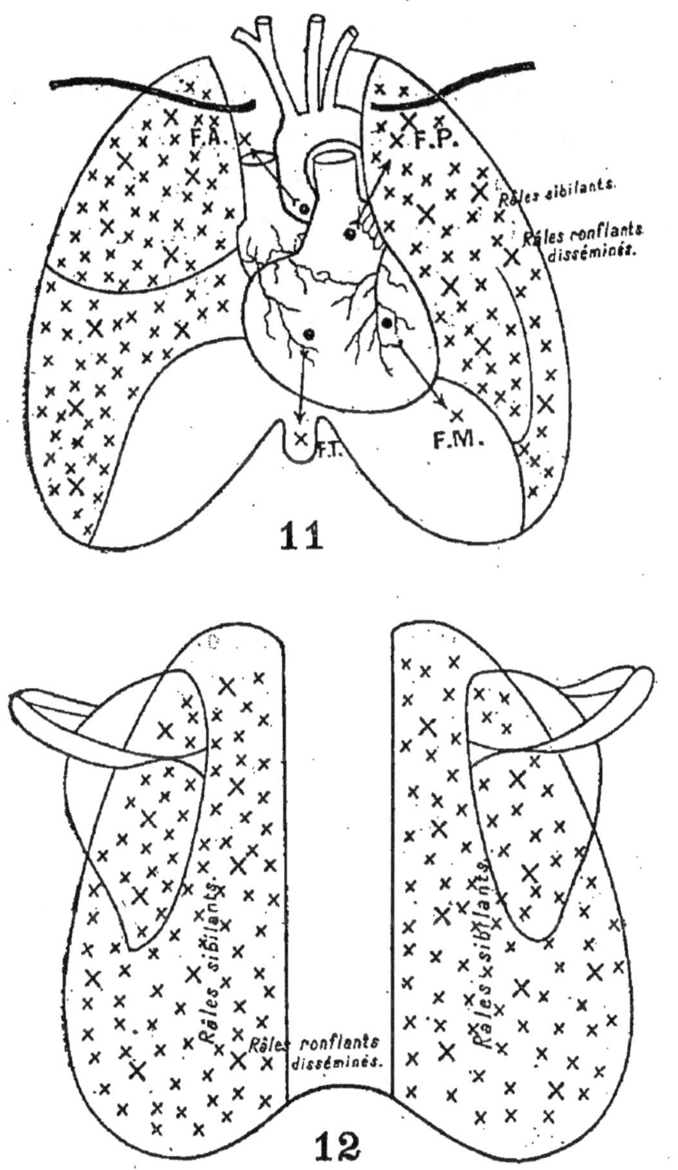

Fig. 11 et 12. — Bronchit capillaire. Période de congestion.

II. — *Seconde période ou période de sécrétion.*

La seconde période, qu'on pourrait confondre avec la broncho-pneumonie (voy. fig. 34, p. 53), mais qui en diffère par l'absence de matité et de souffle, a comme caractères auscultatifs :

— Une sonorité normale partout (fig. 13 et 14);

— Quelques râles sibilants et ronflants disséminés.

— De gros râles muqueux localisés vers la partie moyenne du poumon ;

— Enfin (signe caractéristique), des râles sous-crépitants fins, très nombreux vers les bases. Ceux-ci s'entendent, à l'inspiration et à l'expiration, sous forme d'un crépitement humide, semblable à celui qui serait produit par l'éclatement simultané d'une multitude de bulles liquides extrêmement petites.

Symptômes cliniques. — La dyspnée de la première période ne fait qu'augmenter; la face devient pâle et se couvre d'une sueur visqueuse; le creux épigastrique se déprime et, si une médication énergique ne vient enrayer le mal, bientôt le pouls s'accélère, la température s'élève, de gros râles muqueux (râles de l'agonie) apparaissent dans la trachée et le malade meurt dans le coma.

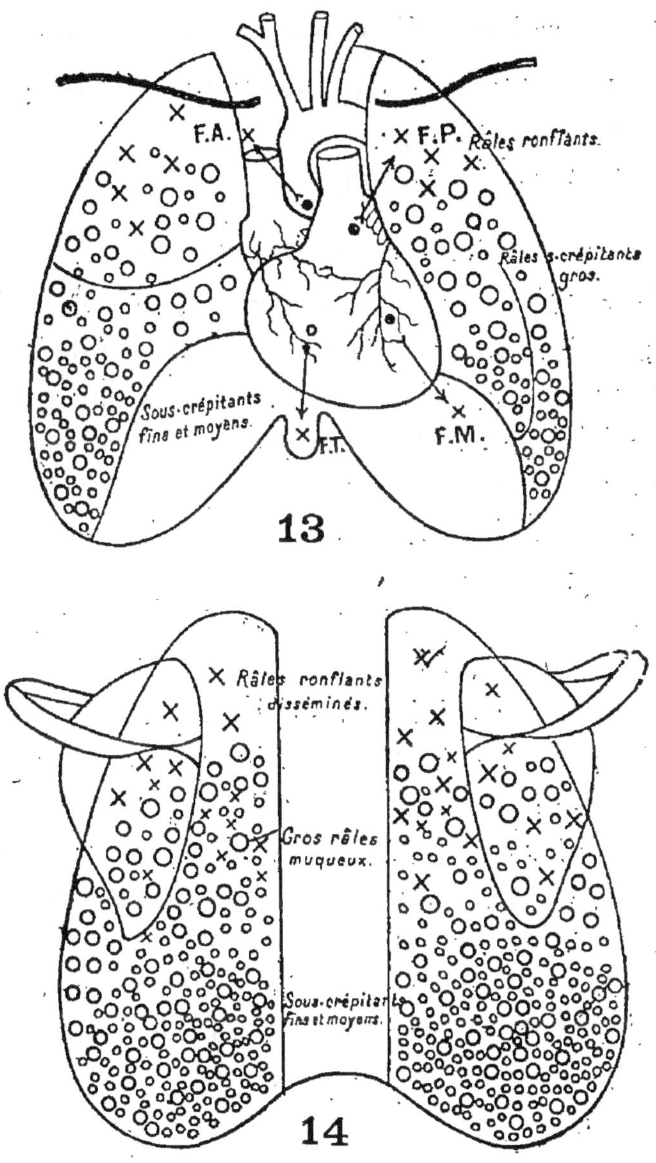

Fig. 13 et 14. — Bronchite capillaire. Période de sécrétion.

§ 4. — Bronchite chronique ou catarrhe.

La bronchite chronique revét deux formes :

1° Le catarrhe sec;

2° Le catarrhe humide.

I. — *Première forme ou catarrhe sec.*

Le *catarrhe sec* a absolument (fig. 15 et 16) les mêmes signes d'auscultation que la bronchite aiguë à sa première période et n'en diffère que par la chronicité (fig. 7 et 8, p. 27).

On a dans les deux cas :

— Sonorité normale dans toute l'étendue de la poitrine ;

— Râles secs (sibilants et ronflants) disséminés un peu partout.

Symptômes cliniques. — Le malade (presque toujours un vieillard) a une toux *sèche*, quinteuse, fréquente surtout le matin ; il n'expectore pas ou rend seulement quelques *rares* crachats arrondis, nacrés, d'un gris de perle et de la consistance de l'empois. Il n'y a pas de symptômes généraux et le catarrhe, tout en étant à l'état permanent, peut exister avec toutes les apparences extérieures de la santé.

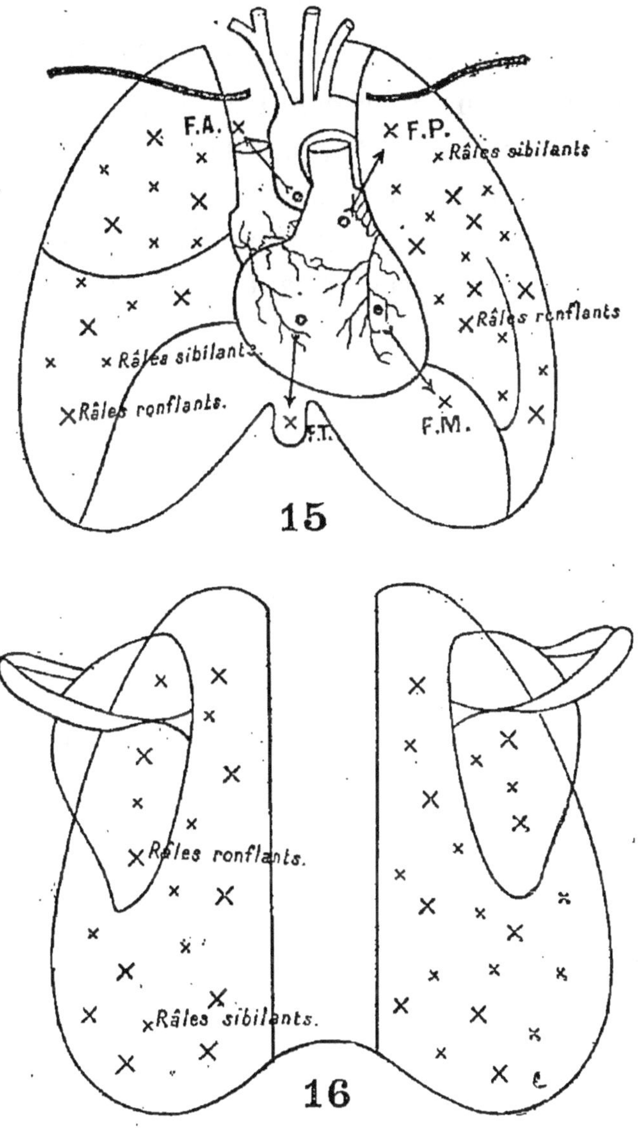

Fig. 15 et 16. — Catarrhe sec.

II. — *Seconde forme ou catarrhe humide.*

Le *catarrhe humide* (fig. 17 et 18) a la même auscultation que la bronchite aiguë à sa deuxième période (voy. fig. 9 et 10, p. 29).

L'on a dans les deux cas :

— Sonorité normale par toute la poitrine ;

— Gros râles sous-crépitants avec prédominance aux bases ;

— Quelques râles ronflants rares et disséminés.

Toute la différence, entre les deux maladies, réside dans la durée, qui est courte dans la bronchite aiguë, longue et chronique dans le catarrhe humide.

Symptômes cliniques. — Le catarrheux humide est, comme le catarrheux sec, un vieillard ; comme lui, il tousse surtout le matin, mais sa toux est *grasse* et il expectore de *nombreux* crachats épais, d'un jaune verdâtre (catarrhe muqueux), ou un liquide filant, visqueux, transparent comme du blanc d'œuf (bronchorrhée). Il n'existe pas de symptômes généraux, le catarrhe humide pouvant, comme le catarrhe sec, n'altérer en rien la santé générale.

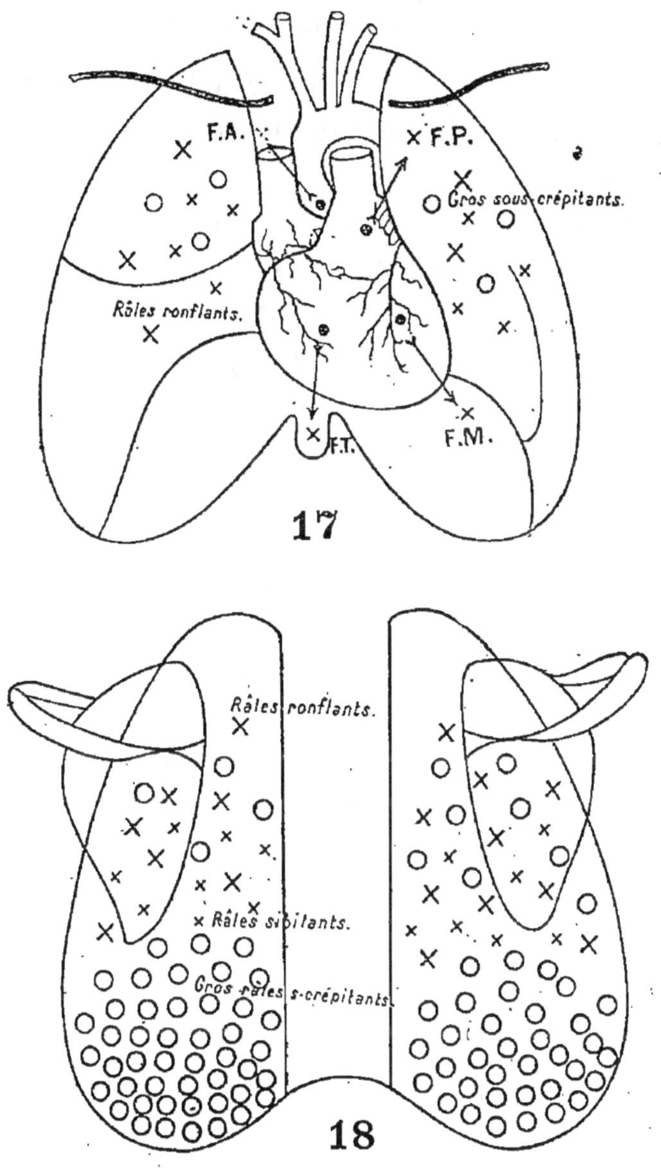

Fig. 17 et 18. — Catarrhe humide.

§ 5. — Dilatation des bronches.

Les signes de la dilatation bronchique sont :

— Sonorité normale dans toute l'étendue de la poitrine ;

— Râles du catarrhe humide (ronflants et gros sous-crépitants), disséminés un peu partout, comme dans celui-ci (voy. fig. 17 et 18) ;

— Enfin, en un ou plusieurs points, un un plusieurs signes d'une caverne (souffle *caverneux*, voix *caverneuse*, *gargouillement*) (fig. 19 et 20).

J'ajouterai :

Que la caverne siège rarement au sommet (caractère important pour la différencier de la caverne tuberculeuse) ;

— Et que la dilatation bronchique est une maladie de la vieillesse.

Symptômes cliniques. — Les mêmes absolument que pour le catarrhe humide (p. 36). Tous les matins, à heure à peu près fixe, le malade (qui habituellement est âgé), a un long accès de toux et expectore abondamment comme le catarrheux (*véritables vomiques bronchiques*). Il se sent soulagé lorsqu'il a *vidé son sac* et déblayé ses *dilatations* des mucosités qui les encombrent. Pas de symptômes généraux.

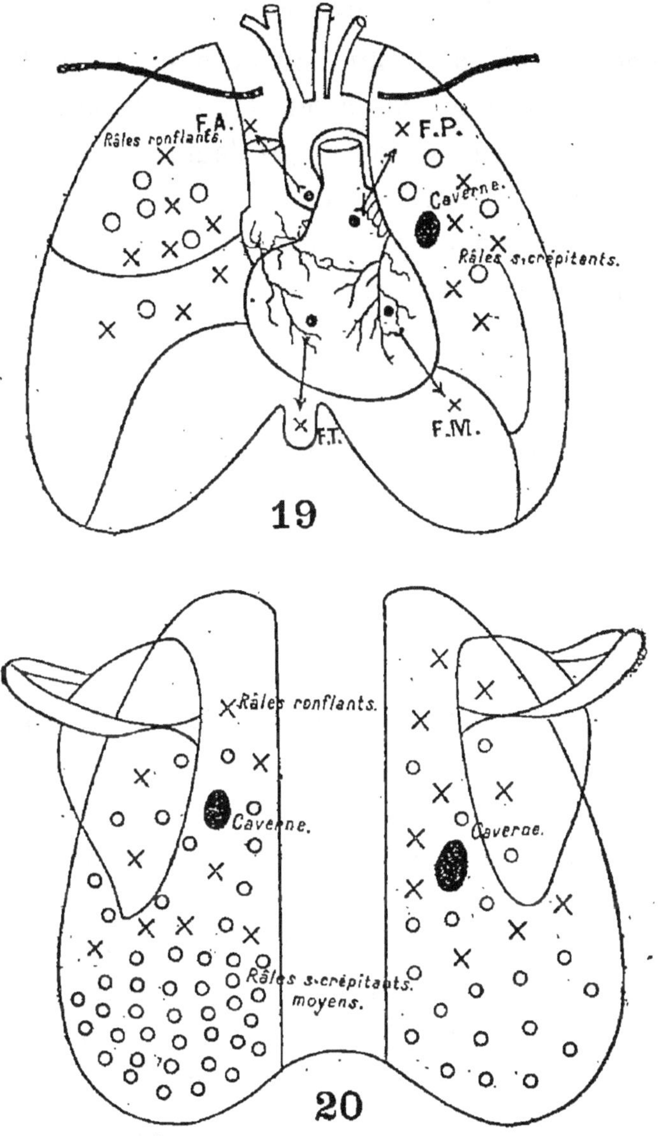

Fig. 19 et 20. — Dilatation des bronches.

§ 6. — Coqueluche.

La coqueluche a absolument la même auscultation que le rhume ordinaire, et n'en diffère que par sa toux, qui est violente, quinteuse, convulsive et tout à fait caractéristique.

On distingue deux périodes :

1° La *période congestive ;*

2° La *période de sécrétion.*

I. — *Première période ou période congestive.*

La première période correspond à la première période du rhume et présente exactement les mêmes signes auscultatifs :

— Sonorité normale partout ;

— Quelques gros râles ronflants vers la partie moyenne des poumons : sifflements, ronflements.

Les figures 21 et 22 ne sont que la reproduction des figures 3 et 4 (p. 23).

Symptômes cliniques. — La coqueluche a, au début, tous les caractères d'un simple rhume : c'est une toux sèche, légèrement aboyante, entrecoupée d'inspirations incomplètes, mais qui n'ont encore rien de sifflant. On peut la soupçonner déjà, s'il existe une épidémie, mais on ne peut affirmer son existence que lorsque ont apparu les accès caractéristiques de toux convulsive dont il sera parlé à la deuxième période.

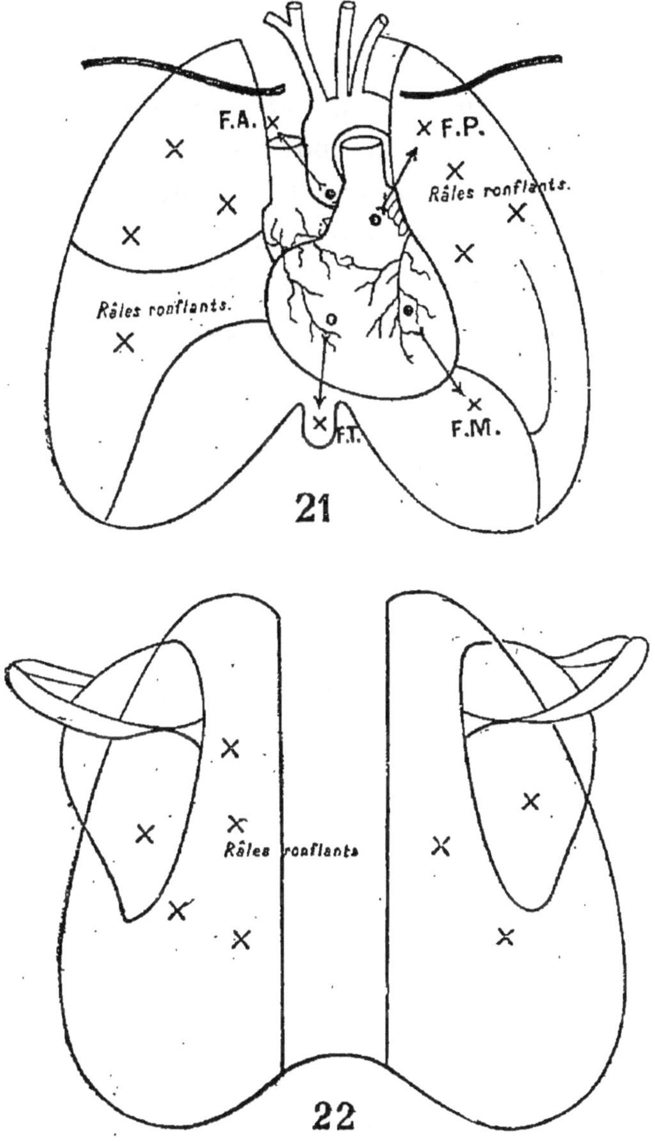

Fig. 21 et 22. Coqueluche. Période congestive.

II. — *Seconde période ou période de sécrétion.*

La seconde période a aussi les mêmes caractères que la seconde période du rhume :

— Gros râles muqueux très rares entendus au niveau de la partie moyenne du poumon ;

— Sonorité normale dans toute l'étendue de la poitrine (comparer les fig. 23 et 24 avec les fig. 5 et 6, p. 25).

Les deux maladies se ressemblent à leur seconde période comme à leur première.

Symptômes cliniques. — Cette période est caractérisée cliniquement par l'apparition de quintes de toux spéciales, revenant plusieurs fois par jour. Au moment des quintes, le petit malade s'arrête brusquement, s'arc-boute contre le premier objet résistant qu'il rencontre et se met à tousser spasmodiquement, sans intermittence, sans reprendre haleine : bientôt son cou se gonfle, sa figure se congestionne, ses inspirations deviennent de plus en plus sifflantes et anxieuses, jusqu'au moment où se produit une inspiration plus sifflante que les autres, qu'on a comparée au cri d'un jeune coq èt où on le voit rendre une grosse gorgée de glaires filantes et visqueuses, assez semblables à du blanc d'œuf. C'est la fin de l'accès.

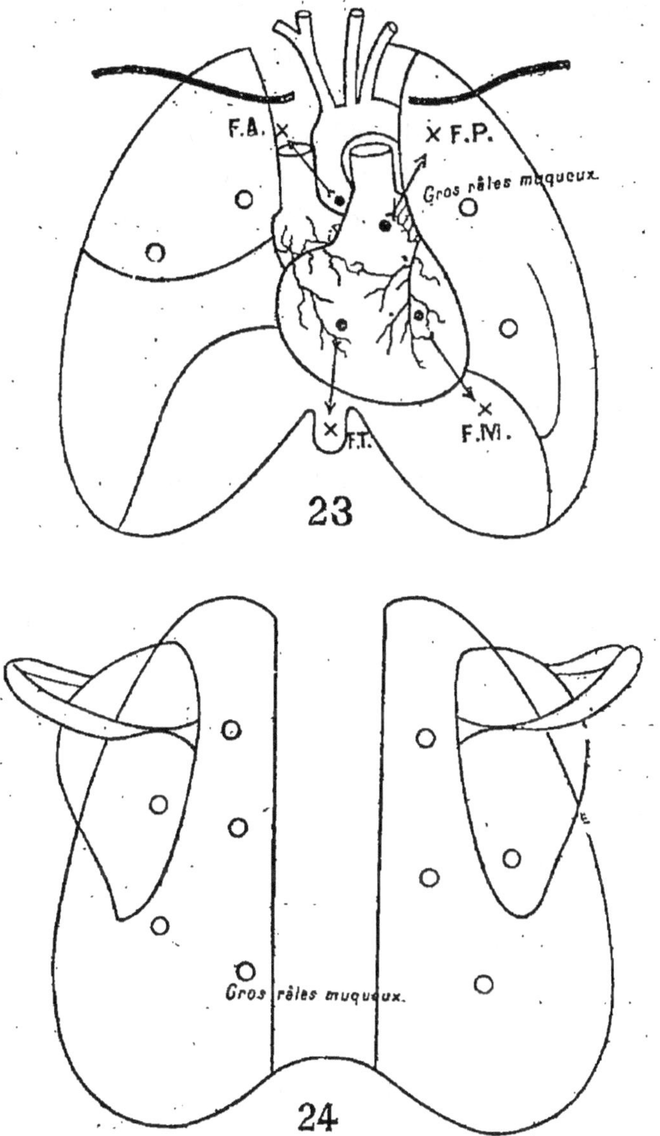

Fig. 23 et 24. — Coqueluche. Période de sécrétion.

Article II. — Maladies pulmonaires a sonorité exagérée.

Les maladies du poumon à sonorité exagérée (c'est-à-dire qui offrent à la percussion, au niveau du point malade, le son d'un tonneau vide), sont au nombre de trois :

L'*emphysème pulmonaire*, l'*asthme* et le *pneumothorax*.

Je les peindrai sur un fond rouge.

§ 1er. — Emphysème pulmonaire.

L'emphysème, qui consiste dans la dilatation permanente d'un certain nombre de vésicules pulmonaires au niveau des sommets et des bords antérieurs, a comme signes :

— Une sonorité exagérée dans les fosses sus et sous-claviculaires ;

— De l'expiration prolongée aux mêmes points (fig. 25 et 26).

Symptômes cliniques. — L'emphysème est caractérisé cliniquement : — 1° par une dyspnée habituelle, mais légère ; — 2° par la présence de voussures, plus ou moins prononcées, au niveau des fosses sus et sous-claviculaires d'un seul ou des deux côtés.

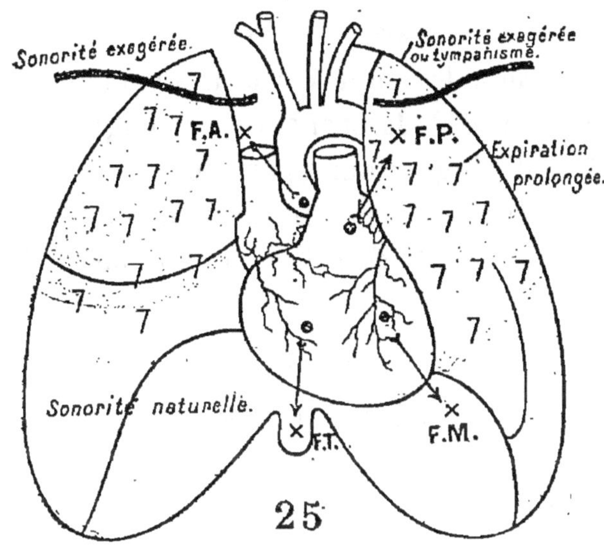

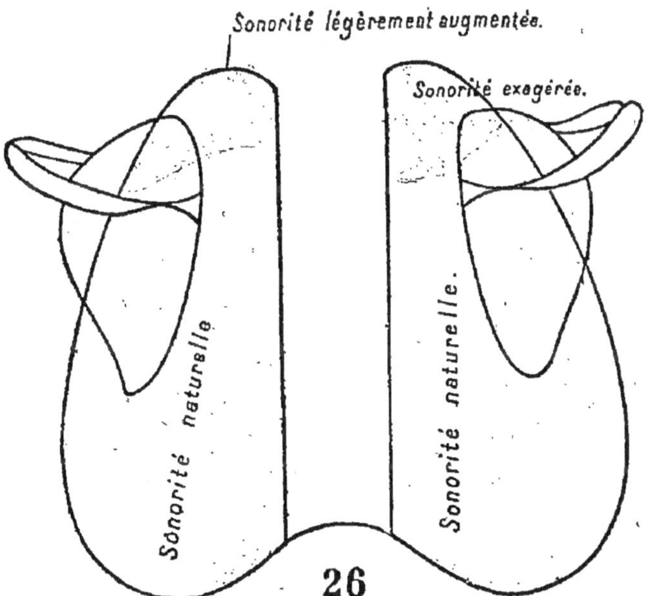

Fig. 25 et 26. — Emphysème pulmonaire.

§ 2. — Asthme.

L'asthme a les signes réunis de l'emphysème pulmonaire et de la bronchite chronique.

Il faut distinguer deux périodes :

1° La période de spasme ou pendant l'attaque ;

2° La période de sécrétion, à la fin ou après l'attaque.

I. — *Période de spasme ou pendant l'attaque.*

— Sonorité exagérée en avant et aux sommets ;

— Expiration prolongée aux mêmes points ;

— Enfin, râles secs du catarrhe sec disséminés un peu partout.

On peut remarquer que les figures 27 et 28 contiennent réunis les signes d'auscultation de l'emphysème pulmonaire (fig. 25 et 26, p. 45) et du catarrhe sec (fig. 15 et 16, p. 35).

Symptômes cliniques. — Le malade est pris brusquement d'une angoisse respiratoire terrible ; il se sent étouffer, a soif d'air, et prend les positions les plus bizarres pour respirer : son inspiration est tirée, pénible, anxieuse ; son expiration prolongée et sifflante ; le visage est pâle, couvert de sueur ; les yeux sont rouges, saillants, larmoyants : le patient reste silencieux ou ne parle que par monosyllabes. Cependant le pouls demeure calme : il n'y a pas de fièvre.

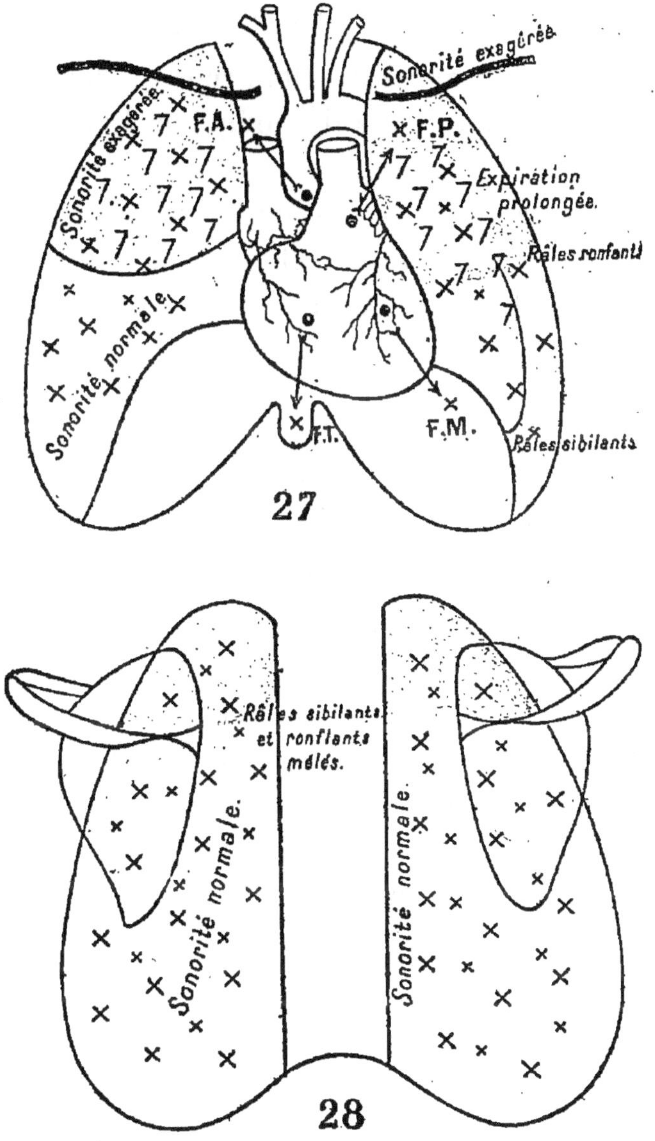

Fig. 27 et 28. — Asthme. Période de spasme ou pendant l'attaque.

II. — *Période de sécrétion, à la fin ou après l'attaque.*

— Son seul signe auscultatif consiste dans l'apparition des nombreux râles muqueux du catarrhe humide.

Les figures 29 et 30 (asthme à sa seconde période ou période de sécrétion) contiennent les signes auscultatifs réunis de l'emphysème du poumon (fig. 25 et 26, p. 45) et du catarrhe humide (fig. 17 et 18, p. 37).

Symptômes cliniques. — Après une période d'angoisse respiratoire plus ou moins longue, et qui peut durer plusieurs heures, l'asthmatique est pris d'une toux sèche, qui devient de plus en plus grasse, et finit par rendre des flots de sérosité spumeuse, souvent mêlée à de petites concrétions dures et blanchâtres ressemblant assez à du vermicelle cuit. A ce moment, les mouvements respiratoires deviennent plus faciles, moins bruyants; le malade se calme et s'endort, mais il reste courbaturé pendant un certain temps.

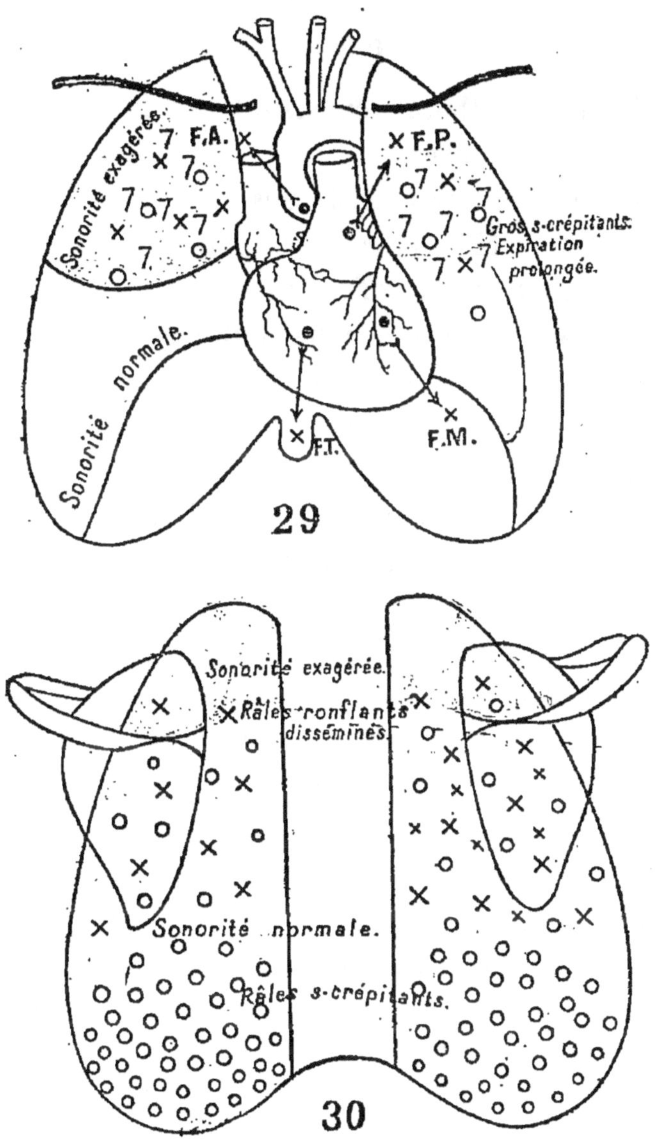

Fig. 29 et 30. — Asthme. Période de sécrétion, à la fin ou après l'attaque.

§ 3. — Pneumothorax.

Le pneumothorax consiste dans la présence de l'air dans la plèvre.

Les signes caractéristiques sont (fig. 31 et 32) :

— Sonorité exagérée (tympanisme), au niveau de l'épanchement gazeux ;

— Souffle, voix et toux amphoriques au même niveau (comme si le malade soufflait, parlait ou toussait à travers l'ouverture d'une grande cruche) ;

— Absence de râles, à moins d'une autre lésion pulmonaire concomitante ;

— Enfin siège variable de l'épanchement, mais existence habituelle au niveau de l'une des bases.

Symptômes cliniques. — Le pneumothorax est toujours le résultat d'une perforation de la plèvre, à la suite d'une lésion du poumon (tubercules ramollis, gangrène, abcès, etc.). Il débute brusquement par une *oppression extrême* et un *violent point de côté.* Ces deux symptômes sont absolument caractéristiques lorsqu'ils sont accompagnés des signes auscultatifs sus-indiqués. L'oppression est due au ratatinement du poumon, aussitôt que l'air a pénétré dans la plèvre : la douleur résulte de l'inflammation de cette dernière au contact de l'air.

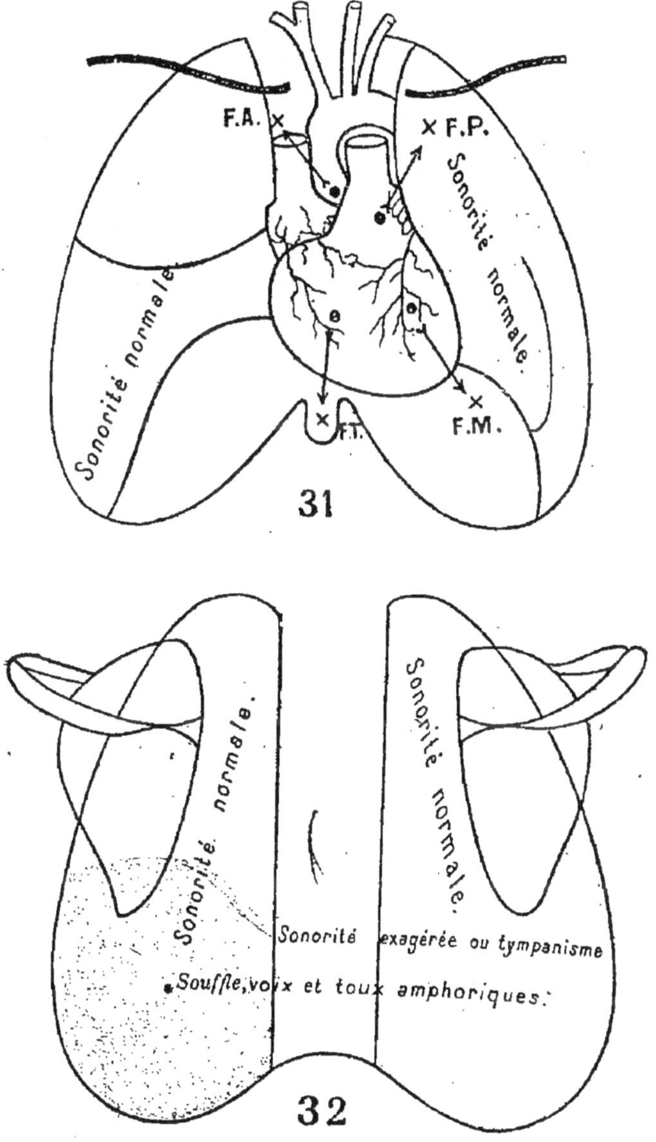

Fig. 31 et 32. — Pneumothorax.

ARTICLE III. — MALADIES PULMONAIRES A SONORITÉ DIMINUÉE.

Les maladies du poumon à sonorité diminuée (c'est-à-dire qui offrent, à la percussion, au niveau du point malade, le son d'un tonneau plein) sont : la *broncho-pneumonie;* la *pneumonie;* la *pleurésie;* la *phthisie chronique*, la *phthisie galopante* et la *gangrène pulmonaire.*

Je les peindrai sur un fond bleu.

§ 1er. — Broncho-pneumonie.

La broncho-pneumonie a pour signes : — diminution de la sonorité naturelle, au point malade; — râles sous-crépitants fins, très nombreux; — souffle tubaire léger; — localisation ordinaire à la base d'un et souvent des deux poumons; — râles de bronchite, (secs et humides), disséminés dans le reste de la poitrine.

Symptômes cliniques. — Ceux de la pneumonie franche, mais atténués : — quelques frissons; — fièvre un peu moins forte; — plus léger point de côté; — crachats striés de sang, mais non rouillés comme dans la pneumonie aiguë.

La broncho-pneumonie est surtout fréquente chez le vieillard.

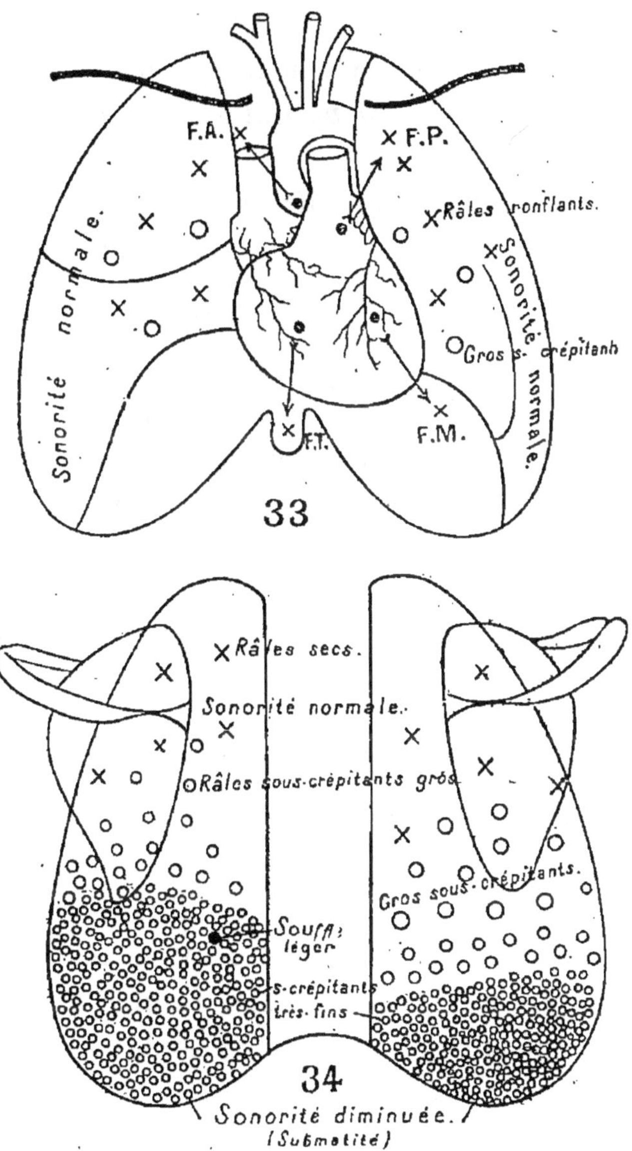

Fig. 33 et 34. — Broncho-pneumonie.

§ 2. — Pneumonie.

La pneumonie a plusieurs périodes bien tranchées (*engouement*, *hépatisation*, *résolution*, *suppuration*).

Ses signes auscultatifs varient selon chacune d'elles.

I. — *Période d'engouement.*

Les signes de cette période sont (fig. 35 et 36) :

— Diminution de la sonorité normale (submatité) à la base d'un des poumons ;

— Au même point (signe caractéristique), la présence de *râles crépitants*, c'est-à-dire de râles très fins, à bulles égales, très semblables au frottement des cheveux que l'on froisse entre les doigts et perceptibles seulement dans l'inspiration. Ce dernier caractère les distingue des *sous-crépitants* de la broncho-pneumonie qui sont plus gros et s'entendent aux deux temps.

Symptômes cliniques. — La pneumonie éclate brusquement : — par un frisson intense, prolongé, mais unique ; — un violent point de côté ; — une fièvre très forte, pouvant aller jusqu'à 41 degrés ; — une gêne respiratoire très grande ; — une toux quinteuse, pénible, donnant lieu à une expectoration visqueuse, adhérente, couleur brique, caractéristique (*crachats rouillés* de la pneumonie).

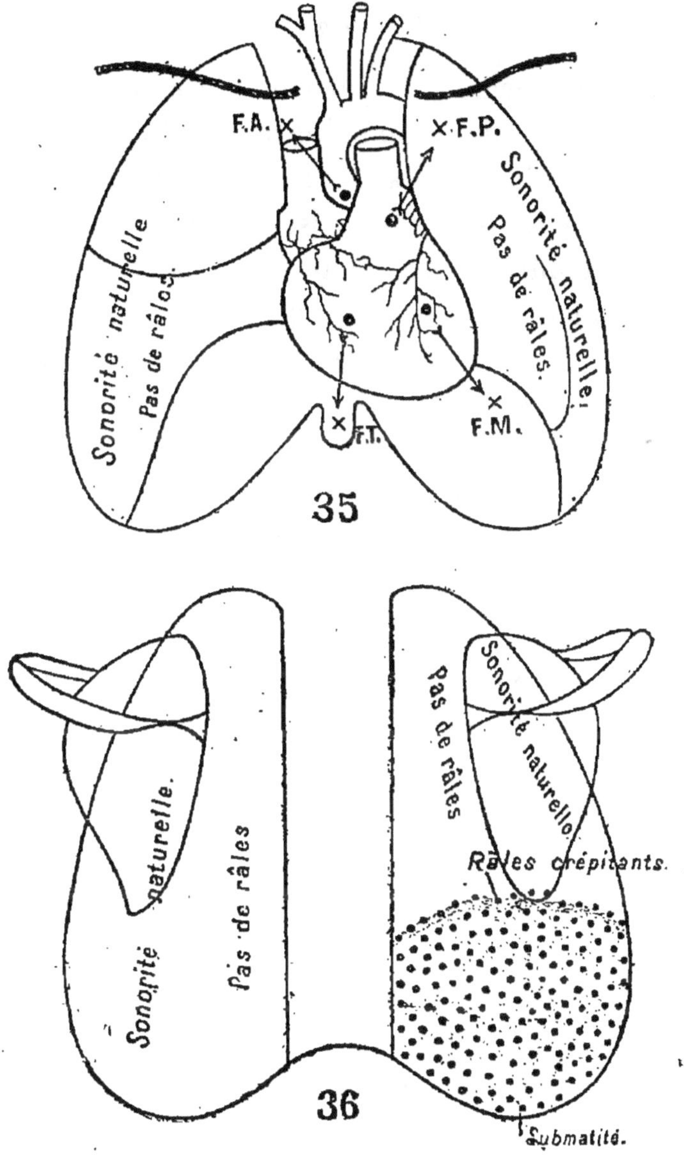

Fig. 35 et 36. — Pneumonie. Première période (engouement).

II. — *Période d'hépatisation.*

A cette période, la perte de la sonorité devient complète au niveau du point malade (matité) :

— Les râles crépitants existent toujours à la périphérie de la partie hépatisée, mais cessent de se faire entendre vers la partie centrale ;

— Celle-ci devient le siège d'un *souffle* tubaire intense et superficiel, semblable au bruit qu'on fait en aspirant et en soufflant fortement à travers le canal d'un stéthoscope ;

— Enfin, lorsqu'on fait parler le malade, sa voix est entendue diffuse, non articulée, avec un timbre métallique ; c'est ce qu'on nomme de la « bronchophonie » (fig. 37 et 38).

Symptômes cliniques. — A peu près les mêmes que ceux de la première période (engouement) : — point de côté généralement moins prononcé ; — fièvre intense, s'accompagnant souvent de délire ; — pouls ample et résistant ; — crachats *rouillés* de plus en plus nombreux. — La gêne respiratoire est toujours très marquée et nécessite une dilatation incessante des ailes du nez qui, jointe à la rougeur des pommettes, donne au malade une physionomie particulière (*facies pneumonique*).

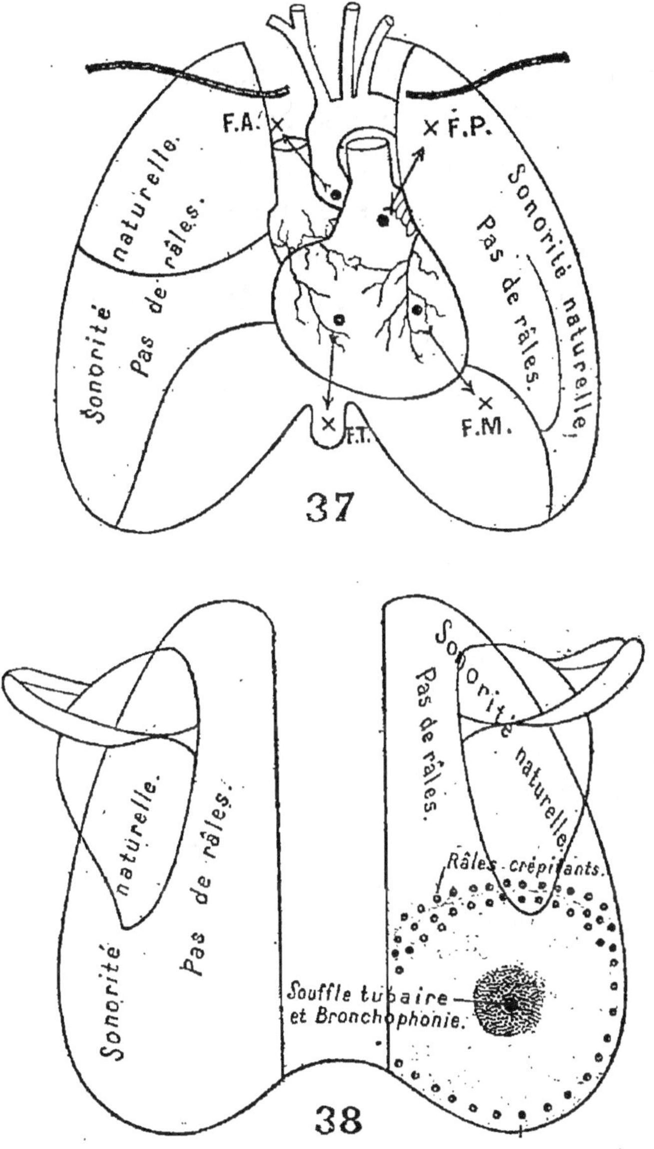

Fig. 37 et 38. — Pneumonie. Seconde période (hépatisation).

III. — *Période de résolution.*

La bronchophonie et le souffle tubaire de la période d'hépatisation ont disparu :

— La matité persiste, mais tend à devenir de moins en moins forte (submatité) ;

— Enfin, l'on entend, dans toute la partie malade, des râles crépitants, dits de *retour*, qui diffèrent des râles crépitants de la première période, en ce qu'ils sont plus gros, moins nombreux et *entendus aux deux temps de la respiration* (fig. 39 et 40).

Symptômes cliniques. — Cliniquement la résolution de la pneumonie se reconnaît à trois signes : — 1° à l'abaissement brusque de la température, qui revient, en quelques heures, à 38 et 37 degrés ; — 2° au bon état général du malade, qui se sent parfaitement revenir à la santé ; — 3° enfin, à l'expectoration de crachats, qui diffèrent de ceux de la première et de la seconde période, en ce qu'ils sont moins visqueux et remplacent la teinte rouillée, rouge-brique, par une couleur gris-jaunâtre caractéristique.

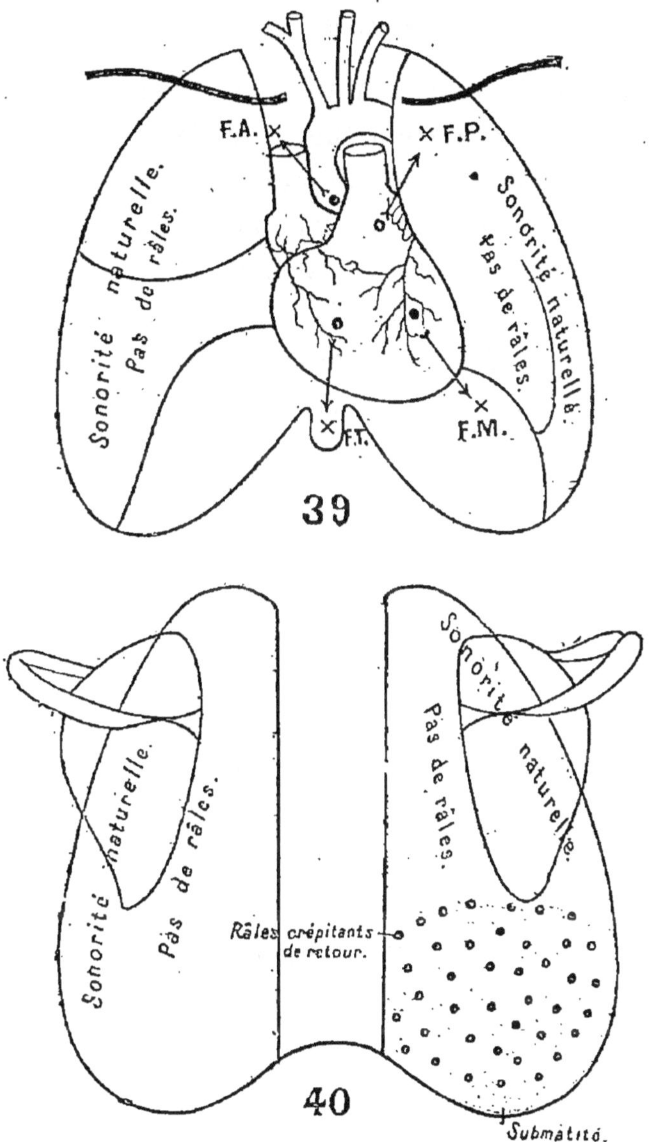

Fig 39 et 40. — Pneumonie. Troisième période (résolution).

IV. — *Période de suppuration.*

1° Quand la pneumonie, au lieu de se résoudre, passe à la suppuration (fig. 41 et 42) :

— La matité, le souffle tubaire et la bronchophonie de la seconde période persistent;

— De gros râles sous-crépitants apparaissent autour du noyau central, puis dans les parties saines, et à la base du poumon opposé;

— Les symptômes généraux s'aggravent et la température reste toujours très élevée ;

— Les crachats prennent une teinte *jus de pruneaux;*

— Et le malade tombe bientôt dans le délire, le coma *et meurt.*

2° Quelquefois cependant (ce qui est une rare exception), la suppuration peut s'enkyster et la pneumonie se terminer par abcès. — Dans ce cas, après quelques jours de persistance des symptômes précédents, survient tout à coup une *vomique*, qui vide l'abcès de son contenu, et il reste, au niveau du centre pneumonique, au point où l'on entendait le souffle tubaire, une excavation reconnaissable : au *gargouillement*, au *souffle caverneux* et à la *voix caverneuse.*

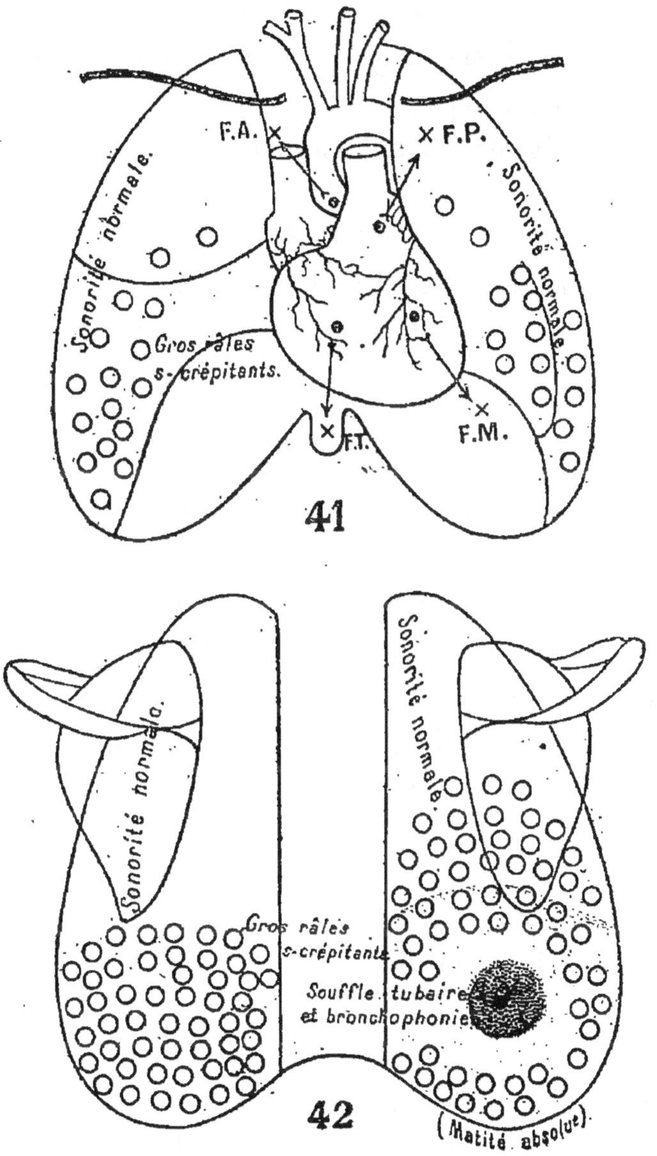

Fig. 41 et 42. — Pneumonie. Troisième période (suppuration).

§ 3. — Pleurésie.

La pleurésie siège habituellement à l'une des bases et en arrière.

Les signes varient selon le degré de l'épanchement.

I. — *Première période.*

Quand l'épanchement est en train de se former et encore presque nul, l'on a, comme signes auscultatifs :

— De la submatité au point qui doit devenir le siège de l'épanchement;

— Une diminution marquée du murmure respiratoire au même point;

— Des frottements superficiels. Qu'on s'applique la paume de la main gauche sur l'oreille, qu'on frotte lentement sur le dos des articulations métacarpo-phalangiennes avec la pulpe des doigts de la main droite et l'on imitera parfaitement le bruit de frottement ou de frôlement perçu dans la première période de la pleurésie.

Symptômes cliniques. — La pleurésie débute, comme la pneumonie (p. 54), par des *frissons*, un *point de côté*, de *la fièvre*, de *la gêne respiratoire* et de *la toux* et ne peut être différenciée, à cette période, que par la présence des frottements (signe de la pleurésie) et l'absence du râle crépitant (caractéristique de la pneumonie).

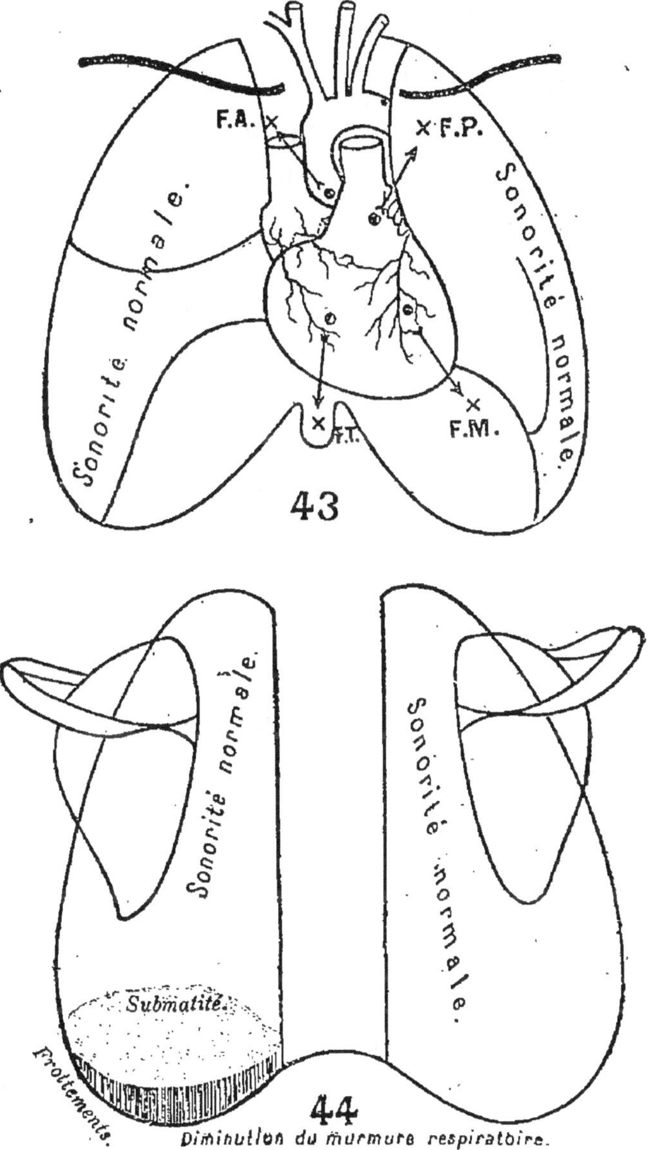

Fig. 43 et 44. — Pleurésie commençante.

II. — *Deuxième période.*

— A une période plus avancée de la maladie, l'épanchement liquide augmentant toujours, la *matité* devient absolue : la zone mate est toujours limitée supérieurement, comme le bord supérieur de l'épanchement lui-même, par une ligne courbe à convexité regardant en haut (fig. 46).

— A ce moment, près de la pointe de l'omoplate, apparaît un *souffle*, très semblable à celui qu'on perçoit à la période d'hépatisation de la pneumonie (p. 57), mais qui en diffère cependant en ce qu'il est plus doux, plus profond, plus voilé, moins distinct.

— Enfin, la voix, lorsqu'on fait parler le malade, en l'auscultant, revêt un timbre aigu, chevrotant et saccadé qui constitue la *voix de Polichinelle*, signe caractéristique d'un épanchement liquide dans la plèvre.

Symptômes cliniques. — Comme dans la première période :

— De *la fièvre*, de la *gêne respiratoire*, de *la toux*. *Jamais de crachats*, ce qui constitue un signe important pour différencier la pleurésie de la pneumonie.

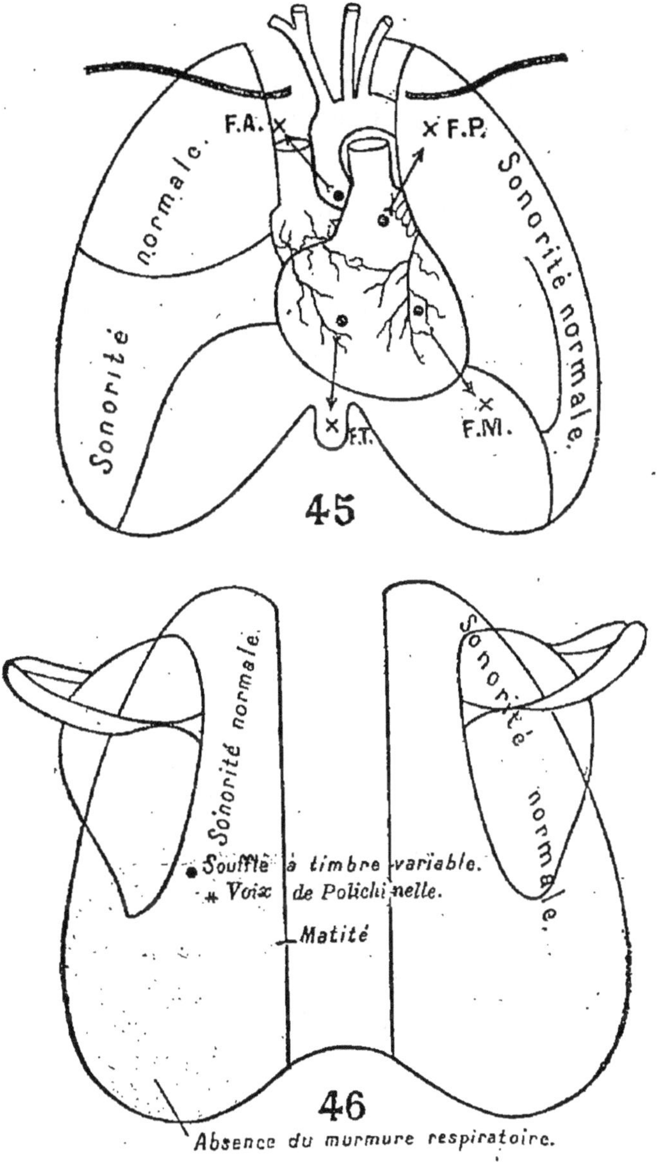

Fig. 45 et 46. — Pleurésie un peu plus forte.

III. — *Troisième période.*

Lorsque la pleurésie est à son maximum et que l'épanchement occupe toute l'étendue représentée dans la figure 48 :

— La matité est absolue du haut en bas du thorax;

— De plus, il y a partout silence complet, c'est-à-dire absence de tout bruit, soit *normal*, soit *anormal*.

— Enfin, si l'on fait parler le malade, en appliquant les mains sur les côtés de sa poitrine, on constate que les vibrations vocales se transmettent et se sentent très bien du côté sain, mais sont complètement abolies et nulles du côté malade, ce qui est l'inverse de ce qu'on observe dans la pneumonie où les vibrations thoraciques, au contraire, sont exagérées et accrues.

Symptômes cliniques. — A ce degré, le symptôme dominant de la pleurésie est la *dyspnée*, qui devient quelquefois de la suffocation, lorsque le malade se meut ou se met simplement sur son séant. Quand l'épanchement siège à gauche, le cœur peut être dévié et refoulé en dedans.

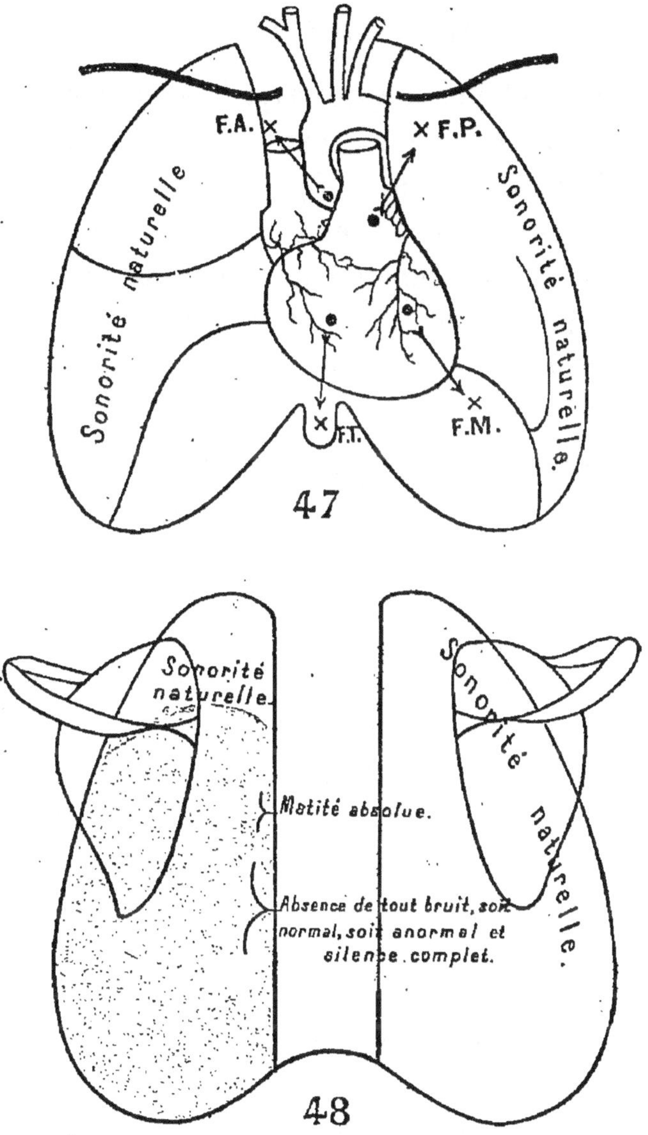

Fig. 47 et 48. — Pleurésie à son maximum.

IV. — *Période finale.*

Quand la pleurésie est arrivée à sa période finale ou de résolution et que l'épanchement est en train de se résorber (fig. 49 et 50) :

— La matité diminue en étendue et en intensité, et devient de la submatité qui, elle aussi, disparaît à son tour peu à peu de haut en bas.

— Le murmure respiratoire renaît, d'abord faible et lointain, puis de plus en plus fort et distinct.

— Enfin, l'oreille perçoit des frottements, qui sont produits, soit par le froissement des fausses membranes développées dans les plèvres, soit par le dépoli et les rugosités des surfaces pleurales glissant l'une sur l'autre. Ces frottements, qui eux-mêmes disparaîtront à la longue, sont superficiels, irréguliers, non modifiés par la toux (ce qui les distingue des râles sous-crépitants fins), sont entendus aux deux temps de la respiration et peuvent offrir tous les degrés entre le simple frôlement et le râclement (bruit de râpe, bruit de cuir neuf, etc.).

Symptômes cliniques. — Le malade se sent, de jour en jour, revenir à la santé et n'éprouve plus, vers le point malade, qu'une douleur insignifiante, qui disparaît elle-même peu à peu.

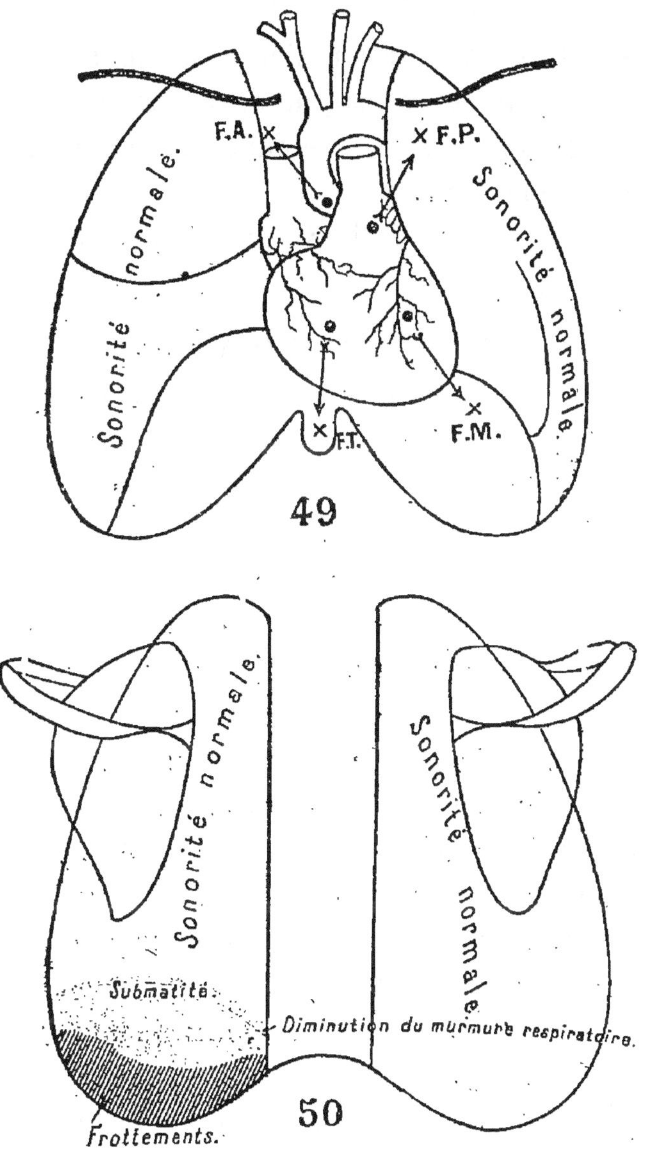

Fig. 49 et 50. — Pleurésie à sa fin.

§ 4. — Phthisie.

La phthisie a pour caractère essentiel son début par les *sommets* et sa marche envahissante de *haut en bas*, ce qui ne s'observe dans aucune autre maladie pulmonaire.

Ses signes auscultatifs varient pour chacune de ses périodes.

I. — *Phthisie commençante.*

Tout à fait au début (fig. 51 et 52), il existe une très légère diminution de sonorité (submatité) au sommet d'un des poumons, en avant ou en arrière. — L'expiration est prolongée au même niveau, c'est-à-dire que le murmure respiratoire naturel UUUU — U devient UUUU — UUUU, la seconde syllabe acquérant la même longueur que la première.

— Enfin, la respiration est souvent faible au sommet du poumon du côté opposé.

Symptômes cliniques. — Le malade (ordinairement un sujet jeune) est atteint, depuis quelque temps (plusieurs semaines ou plusieurs mois), d'une *petite toux sèche*, rebelle, revenant surtout le soir à l'heure de son coucher : depuis quelque temps, aussi, il a *maigri*, a *pâli*, se sent un peu *essoufflé* et a quelques *sueurs nocturnes* fugaces et qui disparaissent à son réveil.

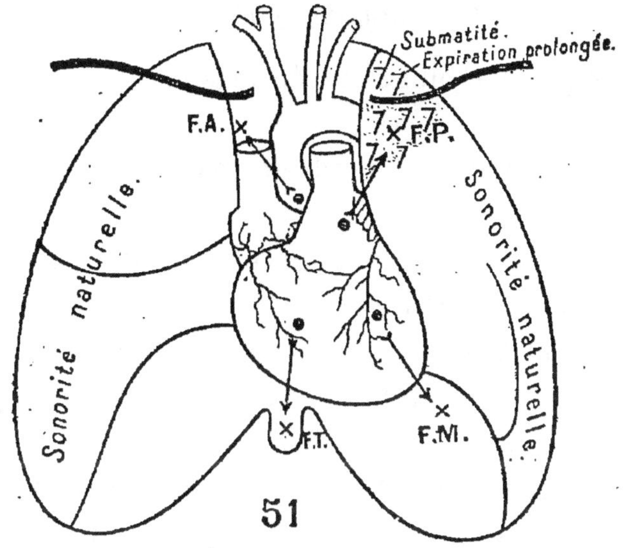

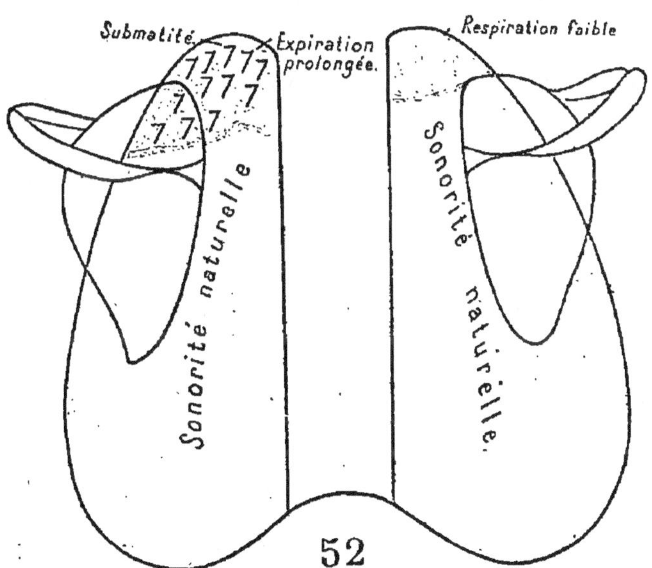

Fig. 51 et 52. — Phthisie, schéma n° 1.

II. — *Deuxième période.*

A une période plus avancée de la maladie (fig. 53 et 54) :

— La submatité s'étend, en marchant de haut en bas.

— L'expiration prolongée s'étend aussi en progressant dans le même sens.

— Des râles secs (ronflants et sibilants) se font entendre dans le sommet, semblables à ceux de la bronchite : piaulements, sifflements.

— Enfin, parfois l'on perçoit, au sommet opposé, des frottements (KRR — KRR) qui indiquent des tubercules de la plèvre et une prochaine atteinte du poumon sain.

Symptômes cliniques. — Ce sont ceux de la première période, mais plus accusés.

— La toux, encore sèche, devient de plus en plus fréquente et tourmente le malade, non seulement le soir, mais dans la nuit.

— La pâleur, l'amaigrissement et l'essoufflement augmentent.

— Les sueurs nocturnes, d'abord localisées à la poitrine, se généralisent.

— Très souvent les malades ont de la dyspepsie, des hémoptysies, des névralgies intercostales : la femme éprouve quelques troubles de menstruation.

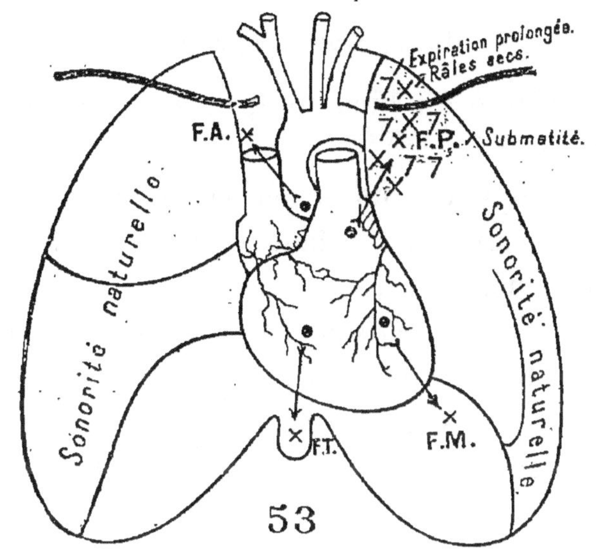

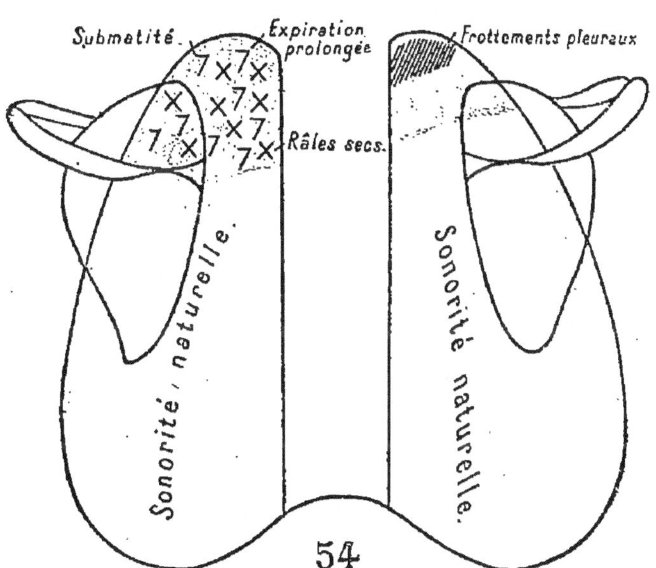

Fig. 53 et 54. — Phthisie, schéma n° 2.

III. — *Troisième période.*

La maladie est bien confirmée et à sa période d'état (fig. 55 et 56).

Aux symptômes de la période précédente (submatité, expiration prolongée, râles ronflants et sibilants) viennent se joindre :

— Des *craquements*, qui indiquent un commencement de ramollissement du poumon et sont un signe *caractéristique* et spécial à la phthisie. Ces craquements consistent, comme leur nom l'indique, en une suite de petits crépitements, peu nombreux, *inégaux* (ce qui les distingue des râles sous-crépitants fins et des râles crépitants) et se manifestent surtout dans l'inspiration et quand on fait tousser le malade.

— De l'*expiration prolongée* apparaît au sommet de l'autre poumon.

Symptômes cliniques. — La toux est plus fréquente et devient de plus en plus *grasse.*

— Les crachats, presque nuls au début, sont rendus en abondance; ils sont verdâtres, opaques, *striés de lignes jaunes.*

— Tous les soirs, le pouls s'accélère, les mains deviennent chaudes et la fièvre s'allume, pour se terminer la nuit par une abondante transpiration.

— L'affaiblissement général augmente.

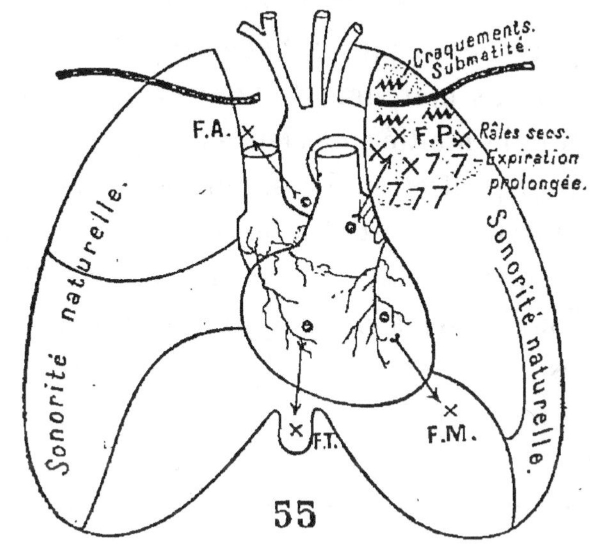

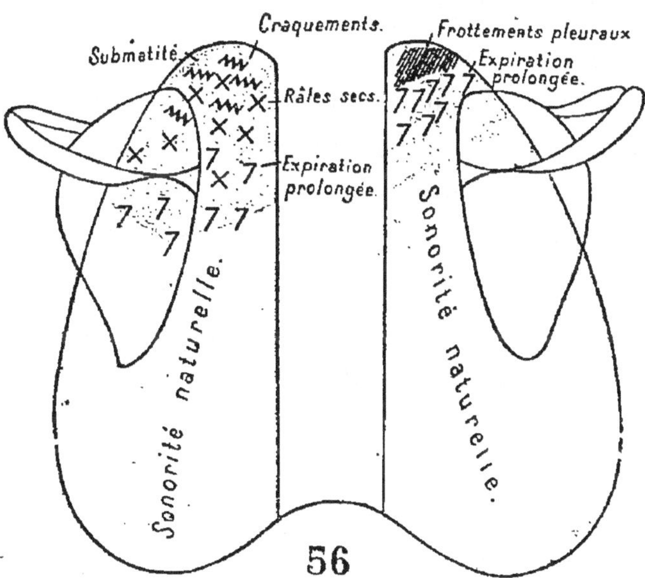

Fig. 55 et 56. — Phthisie, schéma n° 3.

IV. — *Quatrième période.*

La phthisie est plus avancée (fig. 57 et 58).

Les lésions marchent de haut en bas et ont envahi toute la moitié supérieure du poumon.

Celui-ci peut être divisé, au point de vue des signes auscultatifs et des lésions qui y correspondent, en quatre zones bien distinctes (voir fig. 58).

— Tout à fait au sommet, une zone A est le siège de râles sous-crépitants, signe caractéristique de cette période. Ceux-ci ont remplacé les craquements de la période précédente et indiquent que le tissu pulmonaire est arrivé à l'état de ramollissement complet. C'est à ce niveau, qu'à la période suivante, se développera une caverne par suite de l'élimination par les crachats des parties ramollies.

— La zone B, placée immédiatement au-dessous, est le foyer de craquements, indice, comme nous l'avons vu, d'un commencement de ramollissement.

— Dans la zone C, qui vient ensuite, l'oreille perçoit de l'expiration prolongée, signe d'une simple infiltration tuberculeuse s'avançant de plus en plus dans le poumon sain.

La zone D n'est le siège d'aucun bruit anormal et d'aucune lésion.

Les *symptômes cliniques* deviennent de plus en plus graves. Les crachats sont arrondis, *nummulaires,* déchiquetés à leur pourtour.

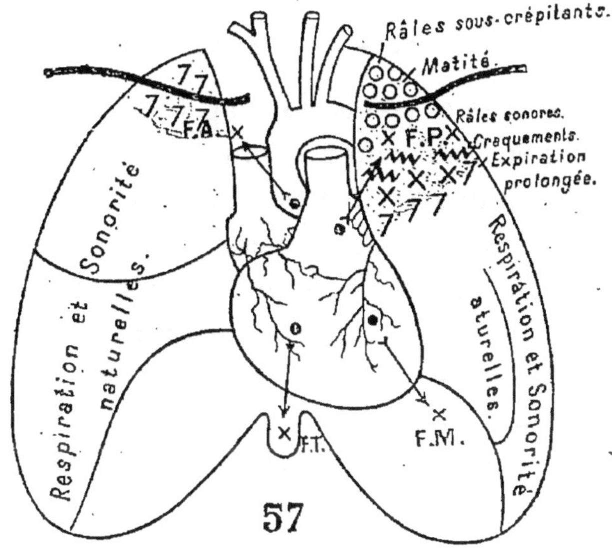

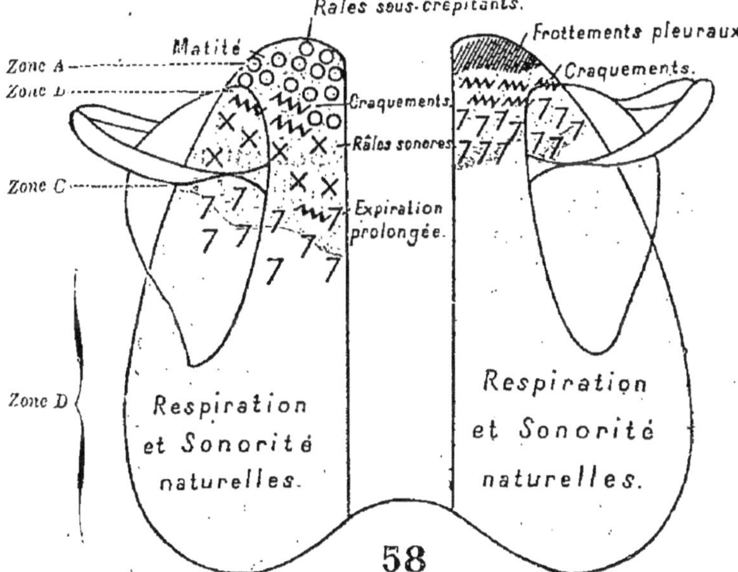

Fig. 57 et 58. — Phthisie, schéma n° 4.

V. — *Cinquième période.*

Les mêmes signes existent (fig. 59 et 60), mais les lésions sont plus profondes et une caverne s'est produite au niveau du point ramolli et se manifeste par un ou plusieurs de ses signes auscultatifs :

— *Du souffle caverneux*, semblable au bruit creux que l'on obtient en inspirant et en expirant avec force dans les deux mains disposées en une sorte de cornet :

— *De la voix caverneuse :* On dirait que la voix du malade, quand on le fait parler en l'auscultant, est creuse et sort d'un espace creux. L'auscultation, au moyen du stéthoscope, du larynx d'une personne saine qui parle, donne une idée nette et parfaite de la voix caverneuse.

— Enfin, du *gargouillement*, quand la caverne contient des liquides. C'est un glou-glou semblable à celui qu'on détermine en soufflant dans de l'eau de savon avec un tube d'un gros calibre.

Symptômes cliniques. — Les crachats sont devenus diffluents et forment une purée d'aspect sale, grisâtre, entourée d'une auréole de sang. C'est la période de la fièvre hectique, des sueurs nocturnes profuses, de la diarrhée, des troubles laryngés, etc., l'amaigrissement du malade est extrême.

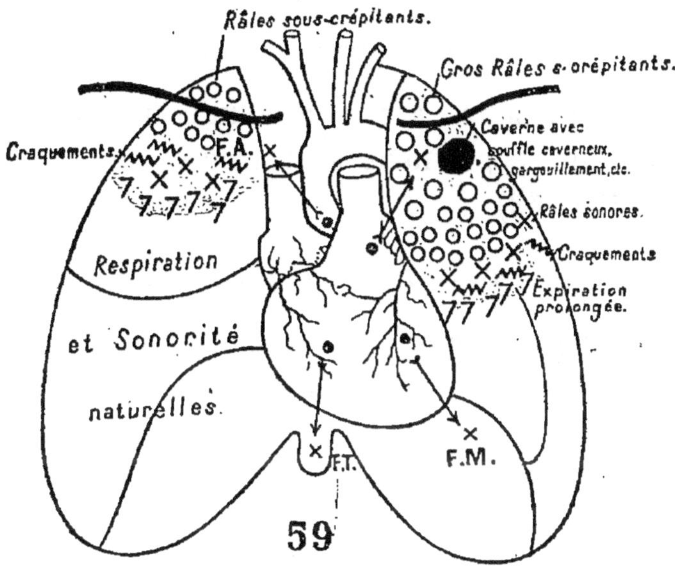

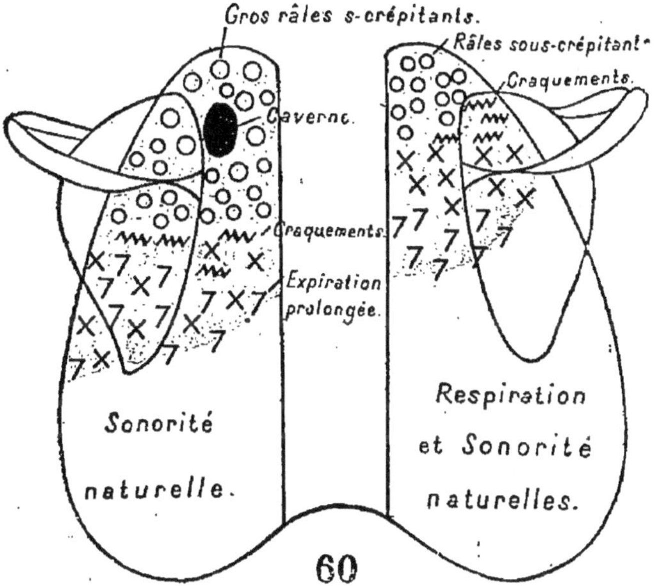

Fig. 59 et 60. — Phthisie, schéma n° 5.

VI. — *Dernière période.*

La phthisie est arrivée à sa dernière période : Les deux poumons sont creusés de cavernes (fig. 61 et 62).

§ 5. — Phthisie galopante.

1° La phthisie galopante ressemble absolument à la phthisie commune par ses signes auscultatifs, envahissant, comme elle, le poumon de haut en bas et donnant lieu comme elle :

— Au début, à de l'*expiration prolongée*, signe d'infiltration tuberculeuse des sommets (voir p. 71, fig. 51 et 52).

— Plus tard, à des *craquements*, indice d'un commencement de ramollissement (voir p. 75, fig. 55 et 56).

— Plus tard encore, à des *râles sous-crépitants*, symptôme d'un ramollissement complet (voir p. 77, fig. 57 et 58).

— Enfin, à sa dernière période, à des signes cavitaires (voir fig. 59 et 60, p. 79).

2° Elle diffère de la phthisie ordinaire par ses symptômes généraux, qui souvent la font ressembler, à s'y méprendre, à la fièvre typhoïde : céphalalgie, stupeur, fièvre intense, mais sans cycle défini, etc.

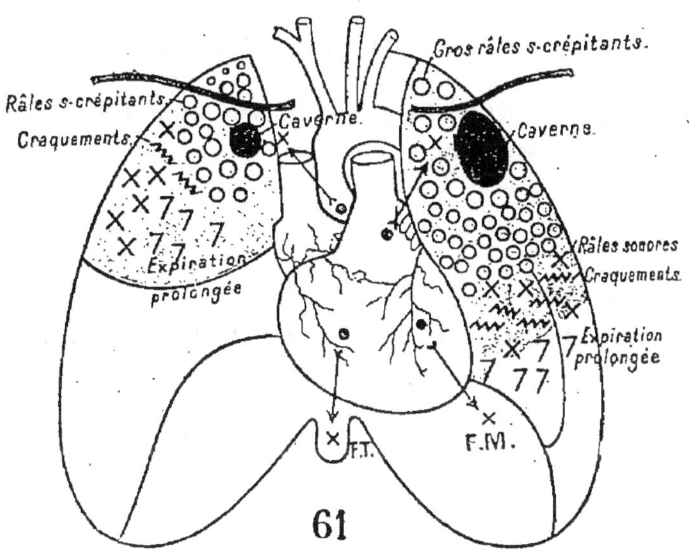

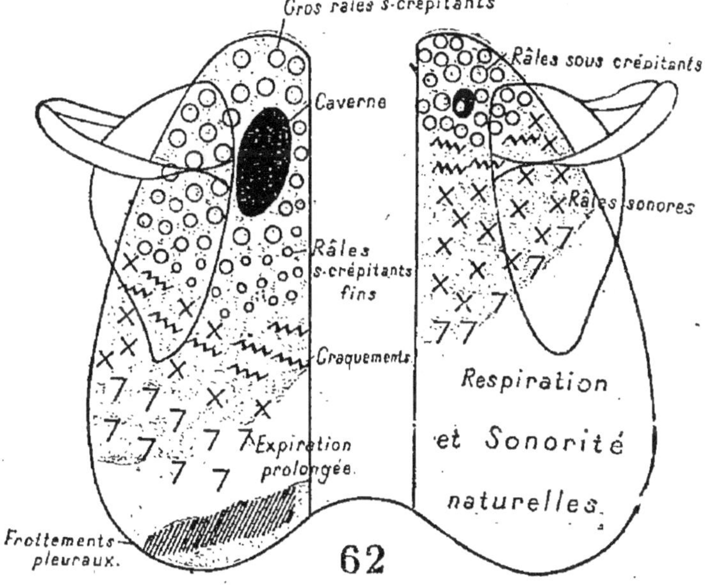

Fig. 61 et 62. — Phthisie, schéma nº 6.

§ 6. — Gangrène pulmonaire.

La gangrène a, au point de vue auscultatif, deux périodes distinctes :

I. — *Première période.*

— Quand les parties sphacélées ne sont pas encore éliminées, on a une auscultation absolument semblable à celle de la pneumonie à la période de suppuration (comparer les figures 63 et 42).

— Un point central mat (noyau sphacélé);

— Du souffle tubaire et de la bronchophonie au même point;

— Tout autour, une zone des râles sous-crépitants se rattachant à la congestion des bronches voisines du foyer.

Symptômes cliniques. — Maladie secondaire, succédant toujours à un état pathologique déjà grave par lui-même (pneumonies bâtardes, traumatismes pulmonaires, etc.), la gangrène du poumon est caractérisée à son début :

— Par une dépression subite et considérable des forces du malade ;

— Par une élévation brusque de la température;

— Enfin, *signe caractéristique*, par l'apparition chez le malade d'une haleine extrêmement fétide et repoussante.

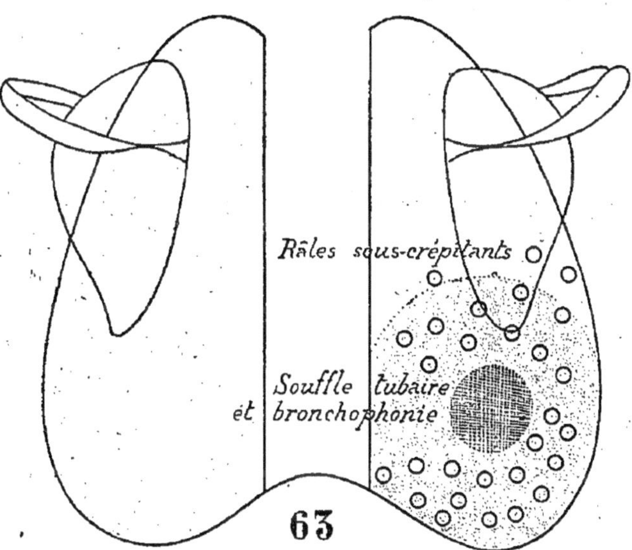

Fig. 63. — Gangrène : 1re période.

II. — *Deuxième période.*

Après l'élimination des parties mortifiées, il se forme une caverne qui se révèle par ses signes habituels (fig. 64) :

— Souffle caverneux ;

— Voix caverneuse ;

— Gargouillement.

Symptômes cliniques. — Ils sont caractéristiques :

— L'haleine du malade demeure d'une fétidité extrême, absolument repoussante, suffisante à elle seule pour infecter toute une salle d'hôpital ;

— Le malade rejette des crachats noirs-verdâtres ou rougeâtres, sanieux, très fétides aussi, composés d'un détritus brunâtre, sanguinolent par places, provenant de la destruction du tissu pulmonaire et contenant tous les éléments désagrégés de celui-ci ;

— Il survient souvent des hémoptysies plus ou moins graves ;

— L'affaiblissement et la prostration du malade sont extrêmes ;

— Enfin, la température reste toujours élevée, comme cela s'observe dans toutes les maladies putrides.

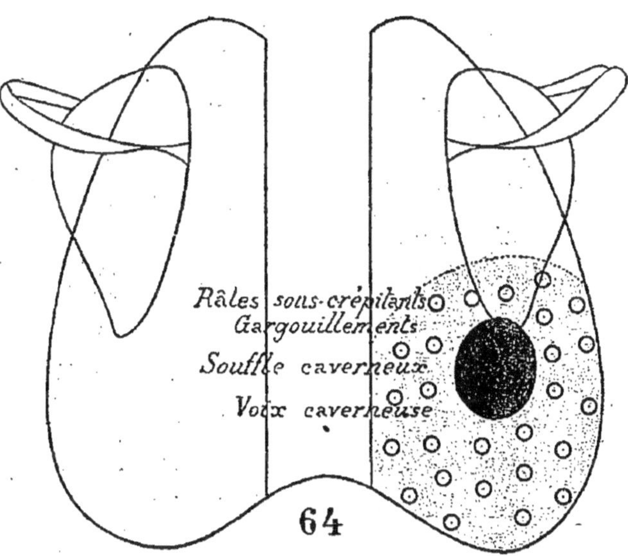

Fig. 64. — Gangrène : 2me période.

§ 7. — Hydro-pneumothorax.

L'hydro-pneumothorax consiste dans un épanchement de gaz et de liquide dans une des plèvres, et offre réunis les signes auscultatifs de la pleurésie (fig. 44, p. 63) et du pneumothorax (fig. 32, p. 51).

L'on a : matité, au niveau de l'épanchement liquide; — sonorité exagérée au-dessus, c'est-à-dire au niveau de l'épanchement gazeux; — sonorité et respiration naturelles dans tout le reste de la poitrine; — souffle, voix et toux amphoriques vers la couche gazeuse; — tintement métallique à la jonction des deux fluides (le tintement métallique est une sorte de petit bruit, à timbre argentin, tout à fait semblable à celui qu'on produirait en laissant tomber un grain de plomb dans une grande coupe de métal et qui se manifeste quand le malade respire, parle ou tousse. Il est tellement caractéristique qu'on le devine la première fois qu'il frappe l'oreille); — enfin, quelquefois, en secouant vivement le tronc du malade, on perçoit un bruit semblable à celui qu'on produirait en agitant une carafe à moitié remplie d'eau. C'est le bruit de *fluctuation thoracique*, qu'on n'entend que dans l'hydro-pneumothorax.

Symptômes cliniques. — Les mêmes que ceux du pneumothorax, page 50.

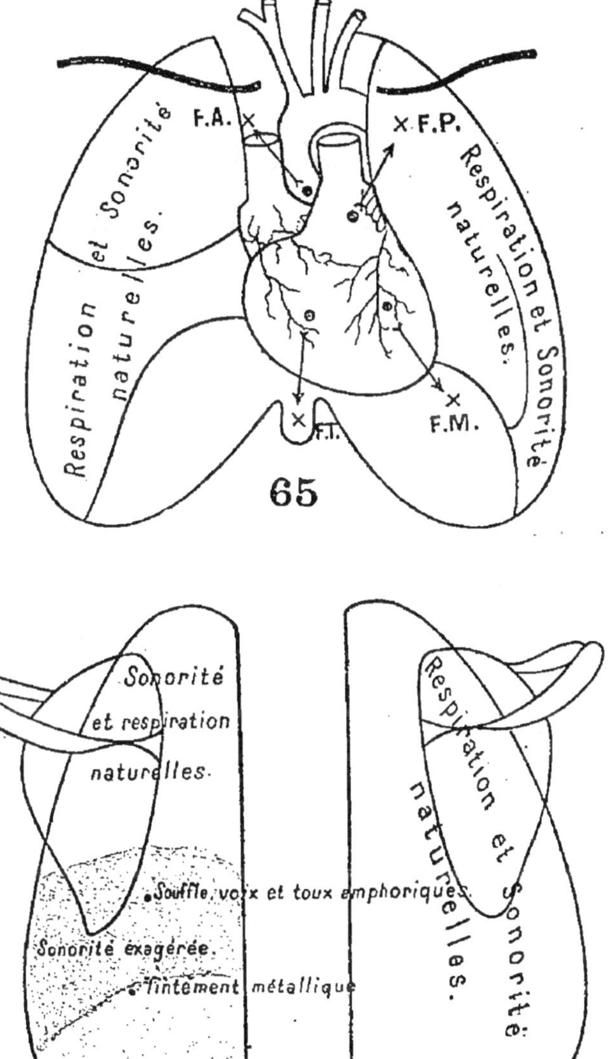

Fig. 65 et 66. — Hydro-pneumothorax.

DEUXIÈME PARTIE

AUSCULTATION DU CŒUR

CHAPITRE PREMIER

GÉNÉRALITÉS.

En jetant les yeux sur la figure 67, qui est théorique et représente l'appareil circulatoire dans son ensemble, on voit qu'il existe, dans le cœur, quatre orifices :

L'orifice mitral A ;

L'orifice tricuspide B ;

L'orifice pulmonaire C ;

Et l'orifice aortique D,

munis chacun d'une soupape ou valvule, destinée à diriger le cours du sang dans l'intérieur de l'organe.

Or, lorsqu'on parle d'une maladie de cœur, il s'agit toujours d'une lésion d'un de ces orifices, qui peut être — ou *rétréci*, c'est-à-dire diminué dans ses diamètres, — ou muni d'une valvule in-

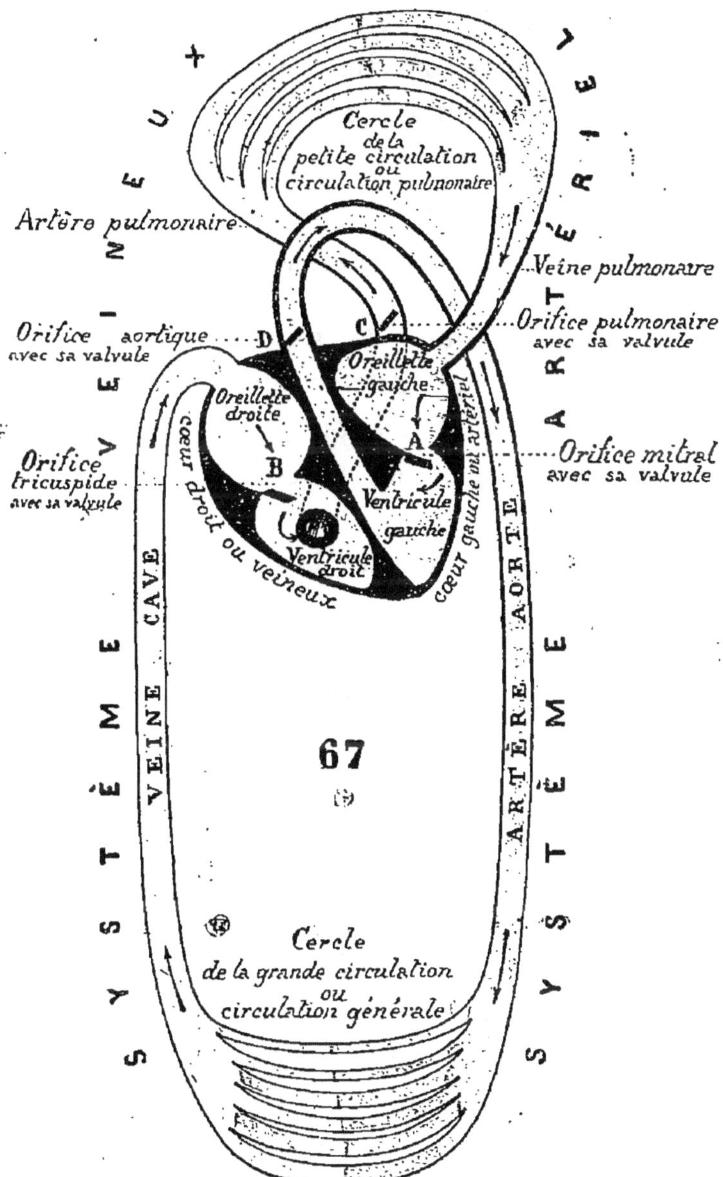

Fig. 67. — Figure théorique de l'ensemble de l'appareil circulatoire.

suffisante, c'est-à-dire ne l'oblitérant pas complètement au moment où elle se forme : dans le premier cas, on dit qu'il y a *rétrécissement;* dans le second, *insuffisance.*

Article Ier. — Auscultation a l'état normal.

Chez une personne qui se porte bien, chaque orifice du cœur fait entendre un bruit de *tac-tac*, qui se répète 65 à 75 fois par minute, chaque *tac-tac* étant séparé du précédent par un petit silence.

Or, il est des points sur la poitrine, où le bruit de *tac-tac*, afférent à chaque orifice, se fait entendre mieux qu'ailleurs. Ces points d'élection, qu'on appelle *les foyers d'auscultation* du cœur, sont au nombre de quatre comme les orifices (fig. 68).

Deux occupent la région de la pointe ; les deux autres sont dans la région de la base.

Des deux points de la pointe :

L'un FM répond au cinquième espace intercostal gauche, à 10 centimètres de la ligne médiane : *c'est le foyer des bruits de l'orifice mitral;*

L'autre FT, est situé à la base de l'appendice xiphoïde : *c'est le foyer des bruits de l'orifice tricuspide.*

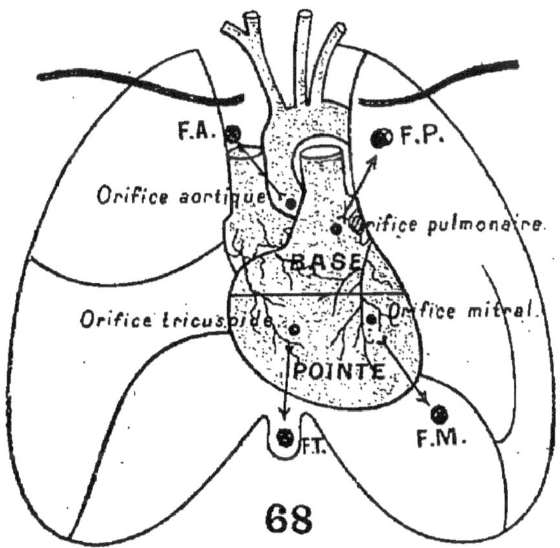

Fig. 68. — Auscultation du cœur.

Les deux points de la base occupent :

L'un FP, le deuxième espace intercostal gauche, immédiatement en dehors du sternum : *c'est le foyer des bruits de l'orifice pulmonaire.*

L'autre FA, le deuxième espace intercostal droit, en dehors aussi du sternum : *c'est le foyer des bruits de l'orifice aortique.*

Article II. — Auscultation a l'état morbide.

§ 1er. — Temps du souffle.

Chez une personne qui a une maladie de cœur, c'est-à-dire une lésion d'un de ses orifices cardiaques, on entend, au niveau du foyer d'auscultation de cet orifice : — FFFFou-Tac, FFFFou-Tac (on dit alors qu'il y a un *souffle au premier temps*, c'est-à-dire au premier tac), — ou bien Tac-FFFFou, Tac-FFFFou, auquel cas on dit que le *souffle est au second temps*, c'est-à-dire au second tac.

Or :

1° Pour les orifices de la pointe (mitral et tricuspide) :

— *Un souffle au premier temps* (FFFFou-Tac) indique, qu'au moment de la systole (premier tac), il y a un réflux du sang dans les oreillettes, par conséquent que les orifices mitral ou tricuspide ne sont pas suffisamment fermés, et, par suite, qu'il y a une insuffisance de valvules : — Donc, *souffle au premier temps* (FFFFou-Tac) = *insuffisance*.

— *Un souffle au second temps* (Tac-FFFFou), au contraire, montre, qu'au moment de la dyastole (deuxième tac), le sang passe difficilement des oreillettes dans les ventricules, à travers les orifices auriculo-ventriculaires et par conséquent que ceux-ci doivent être rétrécis : — Donc, *souffle au second temps* (Tac-FFFFou) indique *rétrécissement.*

2° Pour les orifices de la base (pulmonaire et aortique), c'est l'inverse :

— *Un souffle au premier temps* (FFFFou-Tac) ne peut provenir que de ce que, au moment de la systole (premier tac), le sang passe, avec effort et frottement, dans les orifices pulmonaire ou aortique à travers lesquels il est lancé : le *souffle au premier temps* indique donc un *rétrécissement* de ces orifices. FFFFou-Tac = *rétrécissement.*

— *Un souffle au second temps* (Tac-FFFFou) démontre, au contraire, qu'au moment de la dyastole (deuxième tac), le sang, que la systole a lancé dans les artères, a de la tendance à revenir sur lui-même par les orifices incomplètement oblitérés de celles-ci : par conséquent que les valvules de ces orifices sont insuffisantes : donc Tac-FFFFou = *insuffisance.*

§ 2. — Timbre du souffle.

Quant au timbre du souffle, il est très variable : il peut être doux, moelleux, à peine perceptible : ou bien ressembler à un bruit de râpe, de lime, de scie, à un piaulement, à un sifflement.

Dans le premier cas, on est en face de lésions *très faibles*, quelquefois même en présence de *troubles nerveux ou anémiques*.

Dans le second, on a affaire à une vraie lésion organique, qui est d'autant plus accentuée que le timbre est plus *dur et plus râpeux*.

En résumé, lorsqu'on veut savoir si un malade a le cœur atteint, il s'agit donc d'appliquer l'oreille sur chacun de ses orifices cardiaques, d'examiner à quel temps existe le souffle, et d'apprécier exactement le timbre de ce souffle.

— Le *foyer d'auscultation* montre quel est l'*orifice* du cœur qui est lésé ;

— Le *temps du souffle* fait voir le genre de lésion (*insuffisance* ou *rétrécissement*);

— Le *timbre* indique si le mal est curable ou incurable.

CHAPITRE II

MALADIES DE COEUR EN PARTICULIER.

Nous étudierons successivement, en appliquant strictement à chacune d'elles les principes énoncés dans le chapitre précédent :

1° Les *lésions mitrales*, qui sont les plus fréquentes des maladies de cœur ;

2° Les *lésions tricuspides*, beaucoup moins importantes et plus rares ;

3° Les *lésions de l'orifice pulmonaire*, affections exceptionnelles et dont on ne connait que quelques exemples ;

4° Les *lésions de l'orifice aortique*, qui, par leur fréquence et leur importance, viennent immédiatement après les lésions mitrales ;

5° Les *lésions des orifices du cœur*, vues dans leur ensemble (tableau synoptique) ;

6° La *péricardite*, ou inflammation de l'enveloppe du cœur ;

7° Enfin, l'*anévrysme de la crosse de l'aorte*, qui occupe une grande place dans la pathologie de l'appareil circulatoire.

ARTICLE Ier. — LÉSIONS MITRALES.

Ce sont de beaucoup les plus fréquentes de toutes les maladies de cœur, celles qu'on observe journellement.

Leur foyer commun d'auscultation est le *foyer mitral*, c'est-à-dire un point situé au niveau du cinquième espace intercostal gauche, à 10 centimètres de la ligne médiane.

Or, en mettant l'oreille sur ce point (voir fig. 69) on peut entendre :

FFFFou-Tac, s'il y a *insuffisance ;*

Tac-FFFFou, s'il y a *rétrécissement ;*

RRRou-FFouTT-TA-TA, s'il y a en même temps insuffisance et rétrécissement, ce qui arrive fréquemment. On dit alors qu'il existe un *souffle prolongé de la pointe.*

Nous allons passer successivement en revue chacune de ces lésions.

§ 1er. — Insuffisance mitrale.

En jetant les yeux sur la ligne théorique 67 (page 89), on voit immédiatement que l'insuffisance mitrale doit permettre, au moment de la contraction ventriculaire (systole), le retour du sang du ventricule gauche dans l'oreille gauche.

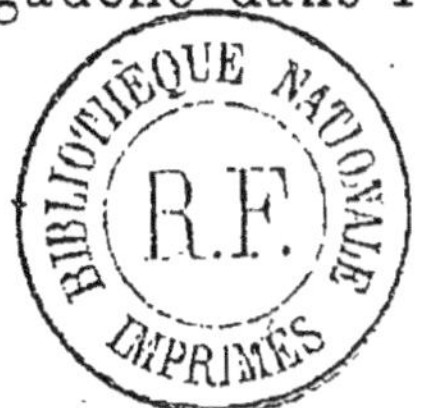

Le claquement produit par le redressement de la valvule mitrale (par conséquent le premier tac), doit donc être remplacé par un bruit de souffle se produisant au moment de la contraction du ventricule. L'insuffisance mitrale ne peut donc se traduire à l'auscultation que par un souffle au premier temps, FFFFou-Tac, FFFFou-Tac, qui est, en effet, le signe caractéristique de la lésion.

Symptômes cliniques. — Ils dérivent directement de la gène circulatoire créée par l'insuffisance.

Le sang du ventricule gauche (voir fig. 67, p. 89), revenant en partie dans l'oreillette, au lieu d'être lancé en totalité dans l'aorte, celle-ci en reçoit une moins grande quantité à chaque systole et éprouve des mouvements de dilatation moindres qu'à l'état normal, d'où la *petitesse du pouls*, qu'on observe toujours dans l'insuffisance.

D'autre part, le sang, refluant en arrière à chaque contraction ventriculaire, gêne et retarde la circulation de proche en proche, dans toute l'étendue du trajet circulatoire. — La gêne se produit d'abord, dans le courant de la petite circulation, par un état conjonctif des poumons, d'où l'essoufflement des malades, leurs bronchites perpétuelles (fig. 70). — Plus tard, la même gêne gagnant le système veineux général, on observe

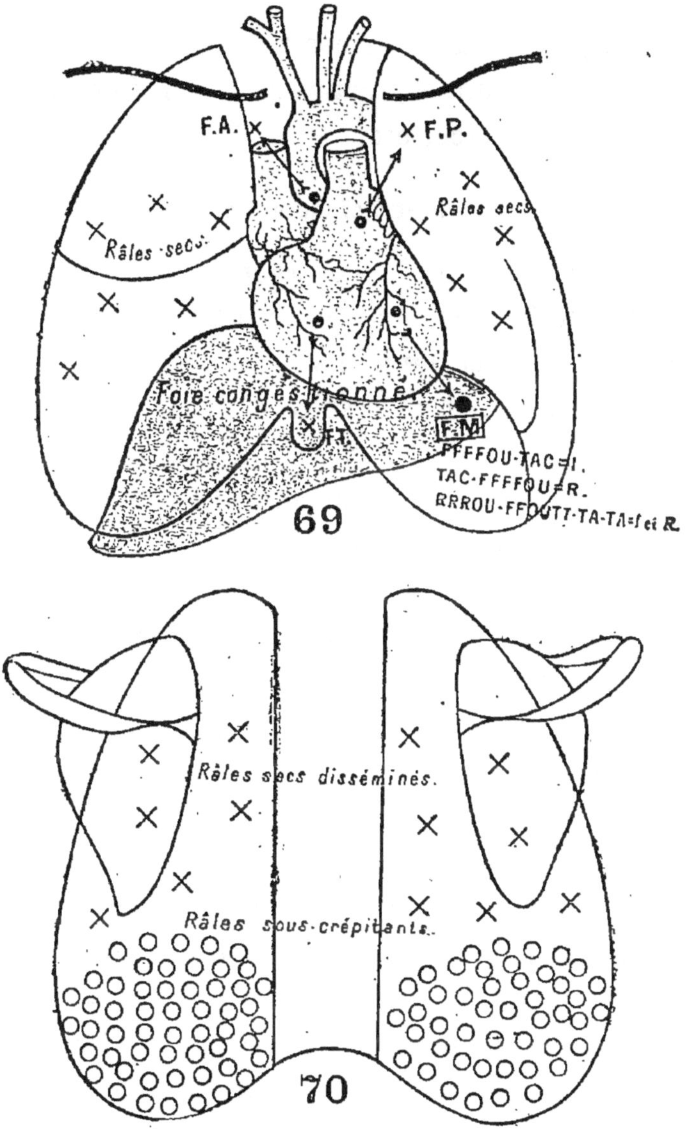

Fig. 69 et 70. — Lésions mitrales.

La figure 70, représentant l'état du poumon dans les lésions mitrales, est la reproduction exacte de la figure 18 : catarrhe humide. — Mêmes signes auscultatifs dans les deux cas.

les symptômes d'une stase veineuse généralisée : œdème des jambes, congestion du foie, ascite, cyanose de la face, etc.

§ 2. — **Rétrécissement mitral.**

Au moment de la contraction de l'oreillette (deuxième tac), le sang passe dificilement et avec effort de celle-ci dans le ventricule, à travers un orifice rétréci : il en résulte donc, à ce moment, un bruit de frottement ou de souffle, qui doit remplacer le second tac normal. Le rétrécissement mitral doit donc être caractérisé auscultativement par un bruit de souffle au deuxième temps ou deuxième tac : Tac-FFFFou, Tac-FFFFou...

Symptômes cliniques. — Ce sont les mêmes, et pour les mêmes causes, que ceux de l'insuffisance mitrale.

Le ventricule gauche, recevant moins de sang qu'à l'état normal, à cause du rétrécissement, en lance moins dans l'aorte : d'où la *petitesse du pouls.*

D'autre part, le sang refluant de proche en proche, en arrière du rétrécissement, — détermine d'abord une stase dans la petite circulation (œdème des poumons, bronchites, dyspnée), — et, plus tard, dans la circulation veineuse générale (œdème des jambes, congestion du foie, ascite, cyanose de la face, etc.).

§ 3. — Insuffisance et rétrécissement réunis.

Très souvent (ce sont même les maladies du cœur les plus fréquentes), il y a en même temps insuffisance et rétrécissement : — *insuffisance*, la valvule ne s'abaissant pas suffisamment à chaque systole ; — *rétrécissement*, l'orifice mitral étant lui-même rétréci et diminué dans ses diamètres.

Dans cette lésion complexe (fig. 69), il y a deux souffles, un à chaque temps, et le Tac-Tac normal devient FFFFou-FFFFou. C'est ce qu'on appelle le *souffle prolongé de la pointe*, signe caractéristique de la lésion mitrale double. Quelques auteurs, pour donner l'idée de ce souffle, écrivent RRRou-FFouTT-TA-TA, expression qui, quoique moins exacte que FFFFou-FFFFou est devenue classique et qu'il faut retenir.

Symptômes cliniques. — Les mêmes que pour l'insuffisance et le rétrécissement lorsqu'ils existent à l'état isolé.

L'aorte recevant moins de sang qu'à l'état normal (et parce que l'orifice mitral rétréci en laisse moins passer dans le ventricule et parce que celui-ci, dans sa contraction, en fait refluer une partie dans l'oreillette), il en résulte que le pouls est forcément *petit*, comme dans l'insuffisance et le rétrécissement seuls.

De plus, le sang refluant de proche en proche en amont de la lésion (fig. 67, p. 89), d'abord dans le système circulatoire pulmonaire, puis dans le système veineux général, l'on observe les mêmes signes de congestion veineuse que précédemment, dans chaque lésion séparée : le malade a le visage cyanosé, les jambes enflées, le foie volumineux, respire difficilement, tousse, a de l'œdème du poumon (fig. 70), de l'ascite, et présente, réunis au grand complet, tous les signes cliniques dont l'ensemble constitue le type *cardiaque*.

Article II. — Lésions tricuspides.

Ces lésions sont très rares. Leur foyer commun d'auscultation, dit *foyer tricuspide*, siège au niveau de la base de l'appendice xiphoïde.

Or, en auscultant ce foyer, on peut entendre, comme au foyer mitral (voir fig. 72, p. 111) :

FFFFou-Tac, s'il y a insuffisance;

Tac-FFFFou, s'il y a rétrécissement;

FFFFou-FFFFou, s'il y a en même temps insuffisance et rétrécissement.

§ 1er. — Insuffisance tricuspide.

Un souffle au premier temps ou premier tac (FFFFou-Tac), étant l'indice qu'au moment de la systole un liquide reflue à travers l'orifice tricuspide, ne peut signifier qu'une *insuffisance :* donc FFFFou-TAC = *insuffisance.*

Symptômes cliniques. — Les parties du système circulatoire en aval de la lésion (circulation pulmonaire, système aortique, voir fig. 67, p. 89), recevant un peu moins de sang qu'à l'état normal, l'on observe, comme dans les lésions mitrales, quoiqu'à un degré moins prononcé, *de la petitesse du pouls.*

Au contraire, les partics en amont (système

veineux général), bénéficiant, à chaque systole, d'un reflux sanguin, présentent bientôt les signes d'une pléthore veineuse généralisée : enflure des jambes, congestion du foie, ascite, cyanose de la face, etc. En outre, les veines du cou, recevant les premières l'ondée sanguine en retour, par suite de la non-occlusion de l'orifice tricuspide, deviennent le siège d'*un pouls veineux systolique*, que l'on peut considérer comme un signe caractéristique de la lésion.

§ 2. — Rétrécissement tricuspide.

Il est extrêmement rare et se traduit forcément par un souffle au deuxième temps, c'est-à-dire coïncidant avec le moment précis où l'oreillette se contracte (dyastole) et fait passer le sang à travers l'orifice tricuspide rétréci : Tac-FFFFou = rétrécissement.

Les *symptômes cliniques* sont absolument les mêmes que pour l'insuffisance tricuspide : d'une part, petitesse du pouls ; d'autre part, œdème des jambes, congestion du foie, cyanose de la face et autres signes d'une stase veineuse généralisée. Il ne manque que le *pouls veineux du cou*, le reflux systolique du sang en arrière ne pouvant évidemment se produire avec un orifice rétréci et une valvule suffisante.

§ 3. — Insuffisance et rétrécissement réunis.

Les deux lésions ne sont jamais réunies : elles se traduiraient d'ailleurs par un double souffle ou souffle prolongé : FFFFou-FFFFou.

Article III. — Lésions de l'orifice pulmonaire.

Les lésions de l'orifice pulmonaire sont extrêmement rares. Leur foyer d'auscultation, dit *foyer pulmonaire*, est situé au niveau du deuxième espace intercostal gauche, immédiatement en dehors du sternum (voir fig. 72, p. 111).

§ 1er. — Insuffisance.

Elle est presque sans exemple, et a pour signe un souffle au deuxième temps : Tac-FFFFou.

§ 2. — Rétrécissement.

Observé quelquefois chez le nouveau-né ou chez les tuberculeux, le rétrécissement se traduit par un souffle au premier temps (FFFFou-Tac), au moment précis où l'ondée sanguine, poussée par la systole, franchit l'orifice rétréci. Il n'a aucune influence sur le pouls, mais s'accompagne des signes de stase veineuse généralisée : cyanose des téguments, œdème, etc.

§ 3. — Insuffisance et rétrécissement réunis.

Ils ne sont jamais rencontrés ensemble.

Article IV. — Lésions de l'orifice aortique.

Ces lésions viennent, comme fréquence, immédiatement après les lésions mitrales. Leur foyer commun d'auscultation est le foyer dit *aortique*, situé au niveau du deuxième espace intercostal droit, immédiatement en dehors du sternum.

Sur ce point, l'on peut entendre (voir fig. 72, p. 111) :

Tac-FFFFou, s'il y a insuffisance;

FFFFou-Tac, s'il y a rétrécissement;

FFFFou-FFFFou, s'il y a les deux lésions réunies.

§ 1er. — Insuffisance aortique.

Elle est extrêmement fréquente et a, pour signe auscultatif (fig. 71), un souffle doux, en jet de vapeur, qui se produit au deuxième temps (au deuxième tac), c'est-à-dire au moment où le sang, qui vient d'être lancé dans l'aorte, reflue dans le ventricule par le fait de l'insuffisance. Ce souffle remplace le second bruit produit normalement par le claquement de la valvule qui s'abaisse. Tac-FFFFou = *insuffisance.*

Symptômes cliniques. — Ils sont caractéristiques : — les artères du cou *battent* et sont gé-

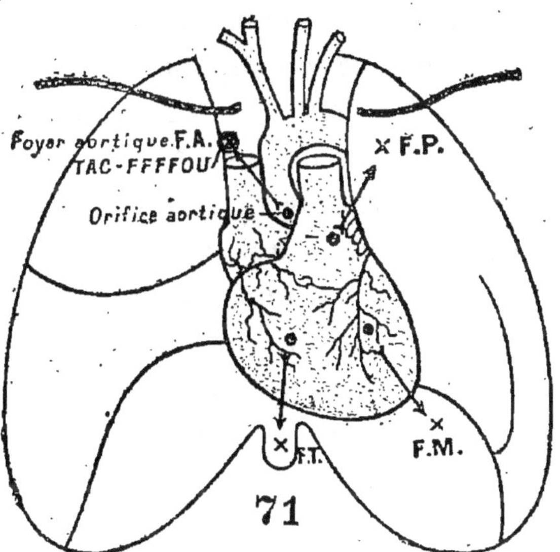

Fig. 71. — Insuffisance aortique.

néralement dures, athéromateuses et flexueuses; — le pouls est bondissant et dépressible : *bondissant*, à cause de la force de propulsion de l'ondée sanguine lancée par un ventricule ordinairement hypertrophié; *dépressible*, par suite du reflux brusque du sang dans le ventricule et de la diminution de tension artérielle qui en résulte immédiatement. C'est ce qu'on appelle le *pouls de Corrigan*. — Il existe des symptômes d'anémie encéphalique (pâleur de la face, vertiges), l'aorte recevant moins de sang qu'à l'état normal, puisqu'une partie de celui qui lui est destiné reflue dans l'oreillette. — Enfin, il faut ajouter que les symptômes congestifs des maladies de cœur (œdème des jambes, ascite, congestion du foie, etc.) sont beaucoup plus rares dans l'insuffisance aortique que dans toute autre lésion cardiaque.

§ 2. — **Rétrécissement aortique.**

Bien plus rare que l'insuffisance, le rétrécissement aortique se traduit par un bruit de souffle au premier temps (au premier tac), au moment où le sang, lancé par la systole, est obligé de traverser l'orifice rétréci. FFFFou-Tac = *rétrécissement.*

Symptômes cliniques. — Le ventricule gauche, obligé de faire effort pour vaincre l'obstacle représenté par le rétrécissement, s'hypertrophie en peu de temps. — D'autre part, le jet sanguin, lancé dans l'aorte à chaque systole, étant diminué, le pouls est forcément plus petit. — Or, un *pouls petit*, coïncidant et contrastant avec l'hypertrophie du ventricule, constitue un signe caractéristique du rétrécissement aortique.

§ 3. — Insuffisance et rétrécissement réunis.

Cette lésion est fréquente, et ses caractères auscultatifs consistent dans l'union de ceux qui appartiennent à l'insuffisance et au rétrécissement. Il existe un double souffle FFFFou-FFFFou, le premier souffle se rattachant au rétrécissement, le second à l'insuffisance.

Symptômes cliniques. — Le ventricule gauche est très hypertrophié. — Le pouls est *petit* et *dépressible :* petit, parce que l'ondée sanguine est nécessairement diminuée par le rétrécissement; dépressible, à cause du reflux sanguin dyastolique dû à l'insuffisance.

Art. V. — Résumé synoptique des lésions des orifices du cœur.

Foyers d'auscultation.	Bruits perçus.	Signification.	Principaux symptômes.
Foyer mitral....	TAC-FFFFOU.....	= Rétrécissement.	Pouls petit, œdème des jambes, ascite.
	FFFFOU-TAC.....	= Insuffisance....	Pouls petit, œdème des jambes, ascite.
	FFFFOU-FFFFOU.	= Rétréc. et insuf.	Pouls petit, œdème des jambes, ascite.
Foyer tricuspide.	TAC-FFFFOU.....	= Rétrécissement.	Pouls normal, œdème des jambes.
	FFFFOU-TAC.....	= Insuffisance....	Pouls radial normal, *pouls veineux au cou*, œdème des jambes.
	FFFFOU-FFFFOU.	= Rétréc. et insuf.	Lésion qu'on n'observe jamais.
Foyer pulmonaire.	TAC-FFFFOU.....	= Insuffisance....	Lésion presque sans exemple.
	FFFFOU-TAC.....	= Rétrécissement.	Pouls normal, œdème des jambes.
	FFFFOU-FFFFOU.	= Insuf. et rétréc.	Lésion qu'on n'observe jamais.
Foyer aortique..	TAC-FFFFOU.....	= Insuffisance....	Battement des artères du cou, pouls de Corrigan, pas d'œdème des jambes, vertiges fréquents.
	FFFFOU-TAC.....	= Rétrécissement.	Pouls petit, non dépressible, avec ventricule gauche hypertrophié.
	FFFFOU-FFFFOU.	= Insuf. et rétréc.	Pouls petit et dépressible, avec ventricule gauche hypertrophié.

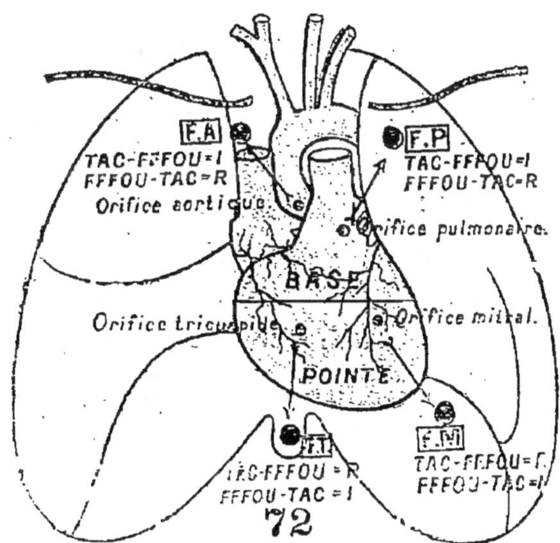

Fig. 72. — Figure d'ensemble représentant les lésions des quatre orifices.

Article VI. — Péricardite.

La péricardite ou inflammation du péricarde (enveloppe du cœur) présente deux périodes bien distinctes.

§ 1er. — Première période.

Le péricarde est sec, rugueux (*péricardite sèche*) et les signes physiques de la lésion (fig. 73) sont au nombre de deux :

1° *Matité cardiaque normale;*

2° *Bruit de frottement* à l'auscultation. Ce bruit de frottement, ou KRR, que l'on a comparé à un frôlement, au froissement d'un papier, à un raclement, à un bruit de cuir neuf, selon son énergie, diffère des bruits de souffle intracardiaques : — en ce qu'il est beaucoup plus superficiel et semble se passer immédiatement sous l'oreille ; — en ce qu'il varie selon la position que prend le malade, augmentant quand il se penche en avant, diminuant au contraire quand il se couche sur le dos. — Par son siège derrière le sternum, au niveau du troisième espace intercostal et non au niveau d'un foyer d'auscultation des orifices. — Enfin parce qu'il ne coïncide exactement avec aucun des temps du cœur.

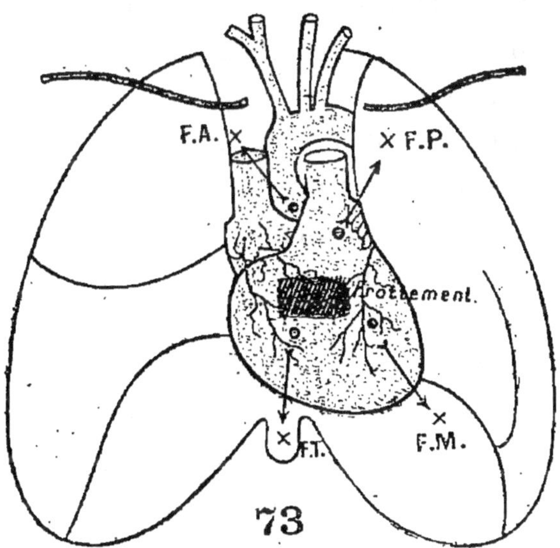

Fig. 73. — Péricardite sèche.

Quelquefois, reliant le premier bruit au second, il donne naissance à ce qu'on appelle le *bruit de galop* (Tac-Krr-Tac), signe caractéristique de la péricardite sèche.

§ 2. — Seconde période.

Le péricarde est le siège d'un épanchement liquide plus ou moins abondant (péricardite séreuse), et l'on a comme symptômes :

1° *Augmentation de l'étendue de la matité cardiaque.* Celle-ci tend à prendre la forme du péricarde, c'est-à-dire la forme d'un triangle (fig. 74) plus ou moins étendu, selon le degré de l'épanchement.

2° *Diminution* ou *disparition complète des bruits.* Le bruit de frottement de la première période disparaît le premier, par suite de l'interposition de la couche liquide entre les deux feuillets du péricarde ; les bruits des orifices diminuent eux aussi de bas en haut et peuvent disparaître presque complètement, si l'épanchement est trop abondant. Il peut y avoir silence complet.

Plus tard, les bruits reparaissent de haut en bas, à mesure que l'épanchement diminue et que le liquide se résorbe.

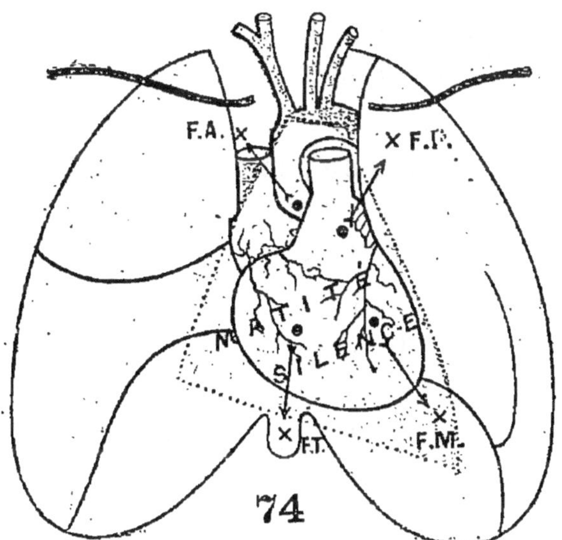

Fig. 74. — Péricardite séreuse.

Article VII. — Anévrysme de la crosse de l'aorte.

Le siège de prédilection de l'anévrysme de la crosse est le dessous de la clavicule droite et la partie supérieure du sternum : c'est en ces points que le médecin doit le chercher.

« Il semble, dit le professeur Jaccoud, que le malade a là un second cœur, qui offre réunis, quoique restreints et atténués, tous les phénomènes du premier. Il présente, en cette région, un centre de pulsations appréciables par la vue, un centre de battements sensibles à la main, un centre de claquements perceptibles à l'oreille : cet ensemble de signes est absolument caractéristique et n'appartient qu'à l'anévrysme. »

Les bruits perçus à l'auscultation, au niveau de l'anévrysme, sont quelquefois des claquements absolument semblables à ceux du cœur : Tac-Tac, Tac-Tac.

Quelquefois, il existe un souffle au premier temps : FFFou-Tac, FFFou-Tac.

Quelquefois, un souffle au second temps : Tac-FFFou, Tac-FFFou.

Parfois, enfin, ce sont deux souffles : FFFou-FFFou, FFFou-FFFou.

Tout résulte des modifications anatomiques accidentelles subies par la poche anévrysmale, dans son intérieur.

Ce qui auscultativement est la caractéristique de l'anévrysme, c'*est la présence de claquements ou de souffles, de Tac ou de FFFou, en un point où normalement il n'en doit pas exister.*

TROISIÈME PARTIE

AUSCULTATION DE L'ABDOMEN

L'auscultation de l'abdomen ne fournit des données positives que dans la grossesse.

Dans la *seconde moitié* de celle-ci, en effet, on entend, par l'auscultation abdominale, deux bruits bien distincts, dont l'un se lie à la circulation de la mère (*souffle utérin*), et l'autre aux battements du cœur du fœtus (*bruit du cœur fœtal*).

Article Ier. — Souffle utérin.

Le souffle utérin, qui se montre d'ordinaire vers le quatrième mois, est un souffle doux, d'un timbre variable, et *synchrone au pouls de la mère*.

Entendu le plus ordinairement vers les régions inguinales, il peut se déplacer, disparaître momentanément et se reproduire ensuite sans aucune règle fixe.

Son existence est un signe extrêmement probable de grossesse, et son absence ne suffit pas pour exclure l'idée de la gestation.

Article II. — Bruit du cœur fœtal.

Le bruit du cœur fœtal ressemble aux battements d'une montre qu'on aurait enveloppée dans un mouchoir replié plusieurs fois sur lui-même. C'est un tic-tac qui se répète de 120 à 150 fois par minute et qui est *beaucoup plus précipité*, par conséquent, que les battements du pouls de la mère.

Ce bruit est extrêmement important, au point de vue pratique.

1° D'abord, comme rien, dans l'abdomen d'une adulte bien portante, ne peut donner une sensation auditive semblable, on est sûr, lorsque ce signe existe, que l'on est en face d'une grossesse.

2° Sa perception très manifeste, en deux points éloignés l'un de l'autre, fait penser à une grossesse double, et il y a certitude, si le nombre des battements est sensiblement différent aux deux points auscultés.

3° La netteté, la force et la régularité des bruits annoncent que le fœtus est bien portant; leur affaiblissement et leur intermittence révèlent qu'il est dans un état de souffrance; enfin la cessation complète du bruit est le signe que l'enfant est mort.

4° Le siège du maximum d'intensité du bruit

(*foyer d'auscultation*) indique exactement la position du fœtus dans l'intérieur de la matrice et la manière dont il se présentera aux passages au moment de l'accouchement.

— Un foyer au-dessus de l'ombilic (fig. 75) annonce une présentation du siège ;

— Un foyer immédiatement au-dessous de l'ombilic (fig. 76), une présentation de la tête (crâne ou face) ;

— Un foyer un peu au-dessus du pubis (fig. 77), une présentation de l'épaule ;

— Enfin, le siège du foyer, à droite ou à gauche de la ligne médiane, indique une variété droite ou gauche de la présentation (variétés droites, dans les figures 75 et 76 ; variété gauche, dans la figure 77).

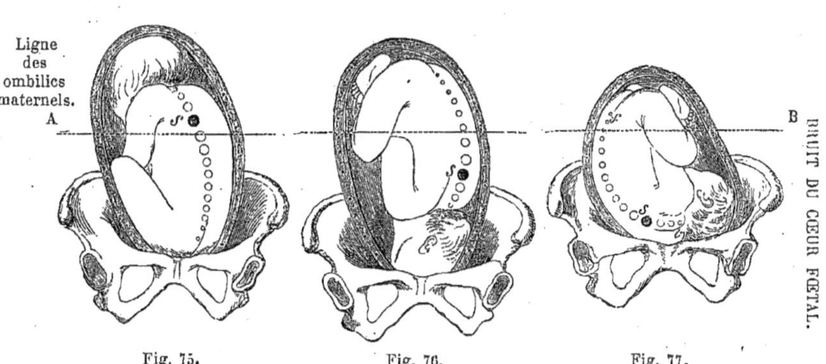

Fig. 75.
Présentation du siège.

Fig. 76.
Présentation de la tête.

Fig. 77.
Présentation de l'épaule.

(Figures extraites du *Guide de l'accoucheur et de la sage-femme*, par L. Pénard et G. Abelin.)

QUATRIÈME PARTIE

RÉSUMÉ GÉNÉRAL

I. — AUSCULTATION DES POUMONS.

A. — **Maladies à sonorité thoracique normale.**

RHUME. — Inflammation des grosses bronches.

Période de congestion.	*Période de sécrétion.*
— Gros râles secs peu nombreux (ronflements, piaulements) vers la partie moyenne des poumons;	— Quelques gros râles muqueux vers la partie moyenne des poumons;
— Toux sèche; pas de fièvre.	— Toux grasse; pas de fièvre.

BRONCHITE AIGUE. — Inflammation des moyennes bronches.

Période de congestion.	*Période de sécrétion.*
— Râles secs peu nombreux, mais répandus dans toute la poitrine;	— Râles muqueux moyens disséminés, avec prédominance aux bases;
— Toux sèche; fièvre modérée.	— Toux grasse; fièvre modérée.

BRONCHITE CAPILLAIRE. — Inflammation des petites bronches.

Période de congestion.

— Râles secs, très fins et très nombreux, occupant toute la poitrine et donnant lieu à une sorte de gazouillement général caractéristique.

— *Dyspnée :* fièvre forte.

Période de sécrétion.

— Râles muqueux, fins, disséminés dans les deux poumons, mais avec grande prédominance vers les bases.

— *Dyspnée :* fièvre forte.

BRONCHITE CHRONIQUE. — Inflammation chronique des moyennes bronches.

Variété catarrhe sec.

— Mêmes signes auscultatifs absolument que la bronchite aiguë à sa période de congestion : Râles secs, peu nombreux, entendus dans toute la poitrine.

— Pas de fièvre : chronicité.

Variété catarrhe humide.

— Mêmes signes auscultatifs que la bronchite aiguë à sa période de sécrétion : Râles muqueux moyens disséminés, plus nombreux vers les bases.

— Pas de fièvre : chronicité.

DILATATION DES BRONCHES, toujours accompagnée d'un peu de catarrhe.

Lorsqu'elle existe avec le catarrhe sec, on a :

— 1° Les mêmes signes auscultatifs que pour celui-ci : râles secs disséminés ;

— 2° En plus, en un point de la poitrine (presque jamais au sommet), les signes d'une caverne sèche : souffle caverneux, voix caverneuse.

Lorsqu'elle existe avec le catarrhe humide, on a :

— 1° Les mêmes signes auscultatifs, aussi, que pour celui-ci : râles muqueux disséminés ;

— 2° En un point, les signes d'une caverne remplie de mucosités : souffle caverneux, voix caverneuse, gargouillement.

COQUELUCHE. — Inflammation spécifique laryngo-bronchique.

Période de congestion.	*Période de sécrétion.*
— Même auscultation que le rhume à sa 1re période ou période congestive.	— Même auscultation aussi que le rhume à sa seconde période ou période de sécrétion.
— Toux spéciale ; fièvre aiguë.	— Toux caractéristique : peu ou pas de fièvre.

B. — **Maladies à sonorité thoracique exagérée (tympanisme).**

EMPHYSÈME PULMONAIRE.

— Sonorité exagérée dans les fosses sus et sous-claviculaires ;
— Expiration prolongée aux mêmes points.

ASTHME.

Au début de l'attaque.	*A la fin de l'attaque.*
Signes d'auscultation réunis de l'emphysème et du catarrhe sec :	Signes auscultatifs réunis de l'emphysème et du catarrhe humide :
1° Sonorité exagérée et expiration prolongée dans les fosses sus et sous-claviculaires (emphysème) ;	1° Tympanisme et expiration prolongée de l'emphysème ;
2° Râles sonores, sibilants et ronflants, du catarrhe sec.	2° Râles muqueux du catarrhe humide.

PNEUMO-THORAX.

Tympanisme au niveau de l'épanchement gazeux ;
Souffle, voix et toux amphoriques au même point.

C. — Maladies à sonorité thoracique diminuée (submatité) ou abolie (matité).

BRONCHO-PNEUMONIE. — LOCALISÉE A UNE OU AUX DEUX BASES.

— Râles sous-crépitants fins, s'entendant dans l'inspiration et dans l'expiration;
— Souffle léger, profond, peu distinct;
— Crachats striés de sang.

PNEUMONIE. — LOCALISÉE A UNE DES BASES.

Engouement.

— Râles crépitants ne s'entendant que dans l'inspiration;
— Souffle léger, profond, peu distinct, s'entendant vers la partie centrale du noyau pneumonique;
— Crachats légèrement rosés.

Hépatisation.

— Râles crépitants à la périphérie du point malade;

— Souffle intense, superficiel, très distinct, vers la partie centrale du foyer.
— Crachats rouillés caractéristiques.

Résolution.

— Râles crépitants de retour, s'entendant aux deux temps;
— Souffle de plus en plus indistinct et qui finit par disparaître;

— Crachats gris-jaunâtres.

Suppuration.

— Gros râles sous-crépitants autour du noyau central et s'étendant de plus en plus;
— Souffle de plus en plus intense dans le noyau central;

— Crachats jus de pruneaux.

PLEURÉSIE. — LOCALISÉE A UNE BASE.

1re *Période.*

— Diminution du murmure respiratoire;
— Frottements.

2me *Période.*

— Souffle léger, profond, indistinct;
— Voix de polichinelle quand on fait parler le malade.

3me *Période.*

— Silence complet dans toute l'étendue de l'épanchement; pas de râles, pas de souffle; aucun bruit normal ou anormal.

4me *Période.*

— Murmure respiratoire peu net, mais revenant peu à peu.

— Frottements comme au début.

PHTHISIE ORDINAIRE. — Localisée aux sommets.

1re *Période.*

— *Expiration prolongée*, indice de l'infiltration tuberculeuse;

— Pas de crachats; quelquefois des hémoptysies.

2me *Période.*

— *Craquements*, indice d'un commencement de ramollissement;

— Crachats striés de lignes jaunes.

3me *Période.*

— *Râles sous-crépitants*, signe d'un ramollissement complet;

— Crachats numulaires spécifiques.

4me *Période.*

— *Signes cavitaires* (souffle caverneux, voix caverneuse, etc.), indiquant une perte de substance;

— Crachats diffluents rougeâtres.

PHTHISIE GALOPANTE. — Localisée aux sommets.

Mêmes signes auscultatifs absolument que ceux de la phthisie ordinaire, la phthisie galopante n'étant autre chose que la phthisie commune avec marche rapide, et symptômes typhiques.

GANGRÈNE PULMONAIRE. — Pas de localisation précise.

Période de sphacèle.

Même auscultation que la pneumonie à sa période de suppuration : — Gros râles sous-crépitants autour du noyau; souffle au niveau de celui-ci.

Période d'élimination.

— Signes cavitaires : souffle caverneux, voix caverneuse, gargouillement, etc.

— Crachats noirs-verdâtres d'une fétidité extrême.

HYDRO-PNEUMO-THORAX. — Localisé a une base.

Au niveau de l'épanchement liquide : Matité, absence du murmure respiratoire;

Au niveau de l'épanchement gazeux : Tympanisme ; souffle, voix et toux amphoriques ;

Au point de jonction des deux fluides : Tintement métallique et quelquefois fluctuation thoracique.

II. — AUSCULTATION DU CŒUR.

Pour ausculter complètement l'appareil cardiaque d'un malade, il faut successivement porter l'oreille sur six points différents de sa poitrine (voir fig. 78).

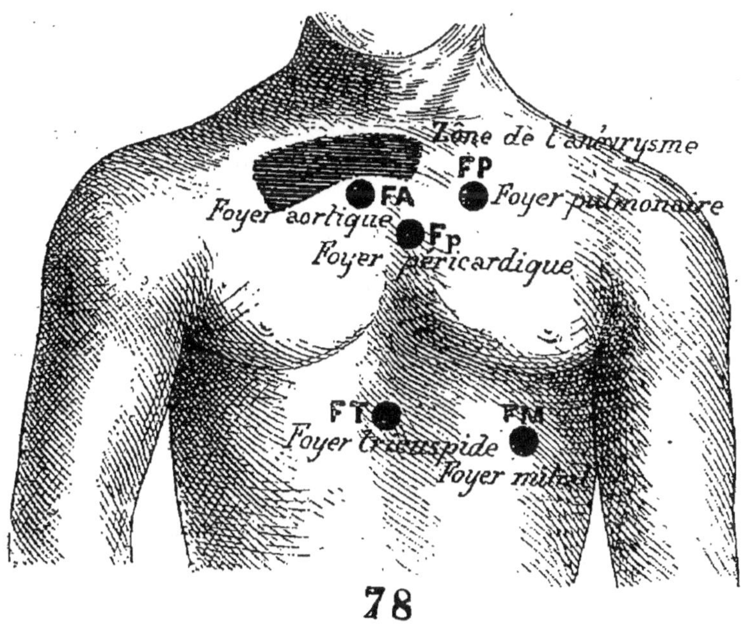

Fig. 78.

1° Au foyer *mitral* FM : Cinquième espace intercostal gauche, à 10 centimètres de la ligne médiane ;

2° Au foyer *tricuspide* FT : Base de l'appendice xiphoïde ;

3° Au foyer *pulmonaire* FP : Deuxième espace intercostal gauche, immédiatement en dehors du sternum ;

4° Au foyer *aortique* FA : Deuxième espace intercostal droit, en dehors du sternum ;

5° Au foyer *péricardique* Fp : Devant le sternum, au niveau du troisième espace intercostal ;

6° Enfin, au siège de prédilection de l'anévrysme de la crosse de l'aorte : le quart supérieur du sternum ou la fosse sous-claviculaire droite (zone de l'anévrysme).

Le tableau suivant est le résumé des bruits entendus, à chacun de ces foyers, avec leur signification pathologique :

FOYER MITRAL.

FFFFOU-TAC............	indique	Insuffisance ;
TAC-FFFFOU............	—	Rétrecissement ;
FFFFOU-FFFFOU........	—	Insuffisance et rétrécissement réunis.

FOYER TRICUSPIDE.

FFFFOU-TAC............	indique	Insuffisance ;
TAC-FFFFOU............	—	Rétrécissement.
FFFFOU-FFFFOU........	—	Insuffisance et rétrécissement.

FOYER PULMONAIRE.

FFFFOU-TAC............	signifie	Rétrécissement ;
TAC-FFFFOU............	—	Insuffisance.
FFFFOU-FFFFOU........	—	Insuffisance et rétrécissement.

FOYER AORTIQUE.

FFFFOU-TAC............	égale	Rétrécissement ;
TAC-FFFFOU............	—	Insuffisance.
FFFFOU-FFFFOU........	—	Insuffisance et rétrécissement.

Foyer péricardique.

KRR-KRR (frottements) ou TAC-KRR-TAC (bruit de galop) indiquent une péricardite sèche;

Diminution ou absence complète des bruits indiquent une péricardite avec épanchement.

Zone de l'anévrysme de l'aorte.

S'il existe, en cette zone, un centre de pulsations appréciables à la vue, un centre de battements sensibles à la main, un centre de bruits (claquements ou souffles) perceptibles à l'oreille, ou seulement un de ces signes, le médecin doit diagnostiquer ou soupçonner un anévrysme.

III. — AUSCULTATION DE L'ABDOMEN.

L'auscultation des bruits du cœur fœtal, dans la grossesse, donne des indications précises sur la position du fœtus dans l'intérieur de la matrice.

Un foyer au-dessus de l'ombilic indique une présentation du siège.

Un foyer au-dessous de l'ombilic annonce une présentation de la tête.

Un foyer au-dessus du pubis est l'indice d'une présentation de l'épaule.

Le siège du foyer, à droite ou à gauche de la ligne médiane, indique une variété droite ou gauche de la présentation.

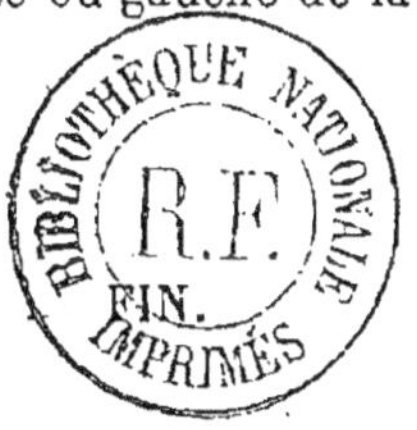

TABLE DES MATIÈRES

FIN DE LA TABLE.

5945-90. — Corbeil. Imprimerie Crété.

BIBLIOTHÈQUE SCIENTIFIQUE CONTEMPORAINE

A 3 FR. 50 LE VOLUME

Nouvelle collection de volumes in-16, comprenant 300 *à* 400 *pages*, imprimés en caractères elzéviriens et illustrés de figures intercalées dans le texte

80 Volumes sont publiés

AZAM. Hypnotisme, double conscience et altérations de la personnalité, par le docteur Azam, professeur à la Faculté de médecine de Bordeaux. Préface par le professeur Charcot, de l'Institut. 1 vol. in-16.......... 3 fr. 50

BARTHELEMY (A.-J.-C.). **L'examen de la vision** devant les conseils de revision et de réforme dans la marine et dans l'armée, par le docteur Barthélemy, directeur du service de la santé à Brest. 1 vol. in-16, avec fig. et pl. col.......... 3 fr. 50

BAYE (J. de). **L'Archéologie préhistorique**, par le baron J. de Baye. 1 vol. in-16 de 340 pages, avec 51 fig.......... 3 fr. 50

BEAUNIS. Le somnambulisme provoqué, études physiologiques et psychologiques, par H. Beaunis, professeur à la Faculté de Nancy. 1 vol. in-16.......... 3 fr. 50

— **L'évolution du système nerveux**. 1 vol. in-16 de 320 p., avec 237 fig.......... 3 fr. 50

BERGERET. L'alcoolisme, dangers et inconvénients pour l'individu, la famille et la société. 1 vol. in-16 de 380 p.......... 3 fr. 50

BERNARD (Claude). **La science expérimentale**, par Claude Bernard, de l'Académie des sciences et de l'Académie française. 3e *édition*, 1 vol. in-16 de 449 p., avec 19 fig.......... 3 fr. 50

BLEICHER. Les Vosges, le sol et les habitants, par G. Bleicher, prof. d'hist. nat. à l'Ecole de Nancy. 1 vol. in-16 de 320 p., avec 28 fig.......... 3 fr. 50

BOUANT. La galvanoplastie, le nickelage, l'argenture, la dorure et l'électro-métallurgie, par E. Bouant, agrégé des sciences. 1 vol. in-16 de 308 p., avec 34 fig.......... 3 fr. 50

BOUCHUT. La vie et ses attributs, dans leurs rapports avec la philosophie et la médecine, par E. Bouchut, professeur agrégé à la Faculté de médecine de Paris. 1 vol. in-16 de 444 p.......... 3 fr. 50

BOURRU et BUROT. La suggestion mentale et l'action à distance des substances toxiques et médicamenteuses, par Bourru et Burot, professeurs à l'Ecole de Rochefort. 1 vol. in-16 de 312 p., avec 10 pl.......... 3 fr. 50

— **Variations de la personnalité**. 1 vol. in-16 de 316 p., avec 15 pl.......... 3 fr. 50

BROUARDEL. Le secret médical. Honoraire, mariages, assurances sur la vie, déclaration de naissance, expertise, témoignage, etc., par P. Brouardel, professeur et doyen de la Faculté de médecine de Paris. 1 vol. in-16 de 300 p.......... 3 fr. 50

BRUCKE et SCHUTZENBERGER (de l'Institut). **Les couleurs**, au point de vue physique, physiologique, artistique et industriel. 1 vol. in-16 de 344 p., avec 46 fig.......... 3 fr. 50

CAZENEUVE. La coloration des vins par les couleurs de la houille. Méthode analytique et marche systématique pour reconnaître la nature de la coloration, par P. Cazeneuve, professeur à la Faculté de Lyon. 1 vol in-16 de 316 p.......... 3 fr. 50

CHARPENTIER (A.). **La lumière et les couleurs**, au point de vue physiologique, par Aug. Charpentier, professeur à la Faculté de médecine de Nancy. 1 vol. in-16 de 352 p., avec 22 fig.......... 3 fr. 50

COLLINEAU. L'hygiène à l'école, pédagogie scientifique. 1 vol. in-16 de 314 p., avec 50 fig........................ 3 fr. 50

COTTEAU (G.). Le préhistorique en Europe, congrès, musées, excursions, par G. COTTEAU, correspondant de l'Institut. 1 vol. in-16 de 313 p., avec 87 fig........................ 3 fr. 50

COUVREUR (ED.). Le microscope et ses applications à l'étude des animaux et des végétaux, par Ed. COUVREUR, chef des travaux à la Faculté des sciences de Lyon. 1 vol. in-16 de 350 p., avec 112 fig. 3 fr. 50

— **Les exercices du corps,** le développement de la force et de l'adresse, étude scientifique. 1 vol. in-16 de 351 p., avec 59 fig.......... 3 fr. 50

CULLERRE. Nervosime et névroses. Hygiène des énervés et des névropathes. 1 vol. in-16 de 352 p........................ 3 fr. 50

— **Magnétisme et hypnotisme.** Exposé des phénomènes observés pendant le sommeil nerveux provoqué, au point de vue clinique, psychologique, thérapeutique et médico-légal. 1 vol. in-16 de 358 p., 28 fig. 3 fr. 50

— **Les frontières de la folie.** 1 vol. in-16 de 360 p........ 3 fr. 50

DALLET (G.). Les merveilles du ciel, par G. DALLET. 1 vol. in-16 de 372 p., avec 74 fig........................ 3 fr. 50

— **La prévision du temps** et les prédictions météorologiques. 1 vol. in-16 de 336 p., avec 39 fig........................ 3 fr. 50

DEBIERRE. L'homme avant l'histoire, par CH. DEBIERRE, professeur à la Faculté de médecine de Lille. 1 vol. in-16 de 304 pages, avec 84 fig........................ 3 fr. 50

DONNÉ (A.). Hygiène des gens du monde, par A. DONNÉ, inspecteur général des Ecoles de médecine. 2e *édition,* 1 vol. in-16 de 448 p. 3 fr. 50

DUCLAUX. Le lait. Etudes chimiques et microbiologiques, par DUCLAUX, professeur à la Faculté des Sciences de Paris, membre de l'Institut. 1 vol. in-16 de 336 p., avec fig........................ 3 fr. 50

DU MESNIL. L'hygiène à Paris, l'habitation du pauvre et les logements insalubres. Préface par J. SIMON. 1 vol. in-16....... 3 fr. 50

FERRY DE LA BELLONE. La Truffe. Etude sur les truffes et les truffières, par le docteur FERRY DE LA BELLONE. 1 vol. in-16 de 312 p., avec 21 fig........................ 3 fr. 50

FOLIN (DE). Sous les mers. Campagnes d'explorations du *Travailleur* et du *Talisman,* par le marquis DE FOLIN, membre de la Commission des Dragages. 1 vol. in-16 de 340 p., avec 45 fig............. 3 fr. 50

FOUQUÉ. Les tremblements de terre, par FOUQUÉ, professeur au Collège de France, membre de l'Institut. 1 vol. in-16 de 328 p., avec 44 fig........................ 3 fr. 50

FOVEAU DE COURMELLES. Les facultées mentales des animaux. 1 vol. in-16 de 350 p., avec fig.................. 3 fr. 50

FOVILLE. Les nouvelles institutions de bienfaisance, les dispensaires pour enfants malades, l'hospice rural, par A. FOVILLE, inspecteur général des établissements de bienfaisance. 1 vol. in-16 de 300 p., avec 10 pl........................ 3 fr. 50

FREDERICQ (L.). La lutte pour l'existence chez les animaux marins, par L. FRÉDÉRICQ, professeur à l'Université de Liège. 1 vol. in-16 de 303 p., avec 37 fig........................ 3 fr. 50

GADEAU de KERVILLE. Les animaux et les végétaux lumineux. 1 vol. in-16 de 327 p., avec 49 fig............... 3 fr. 50

GALEZOWSKI et KOPFF. Hygiène de la vue, par les docteurs GALEZOWSKI et KOPFF. 1 vol. in-16 de 328 p., avec 44 fig...... 3 fr. 50

GARNIER (L.). Ferments et fermentations, étude biologique des ferments, rôle des fermentations dans la nature et dans l'industrie, par LÉON GARNIER, professeur à la Faculté de médecine de Nancy. 1 vol. in-16 de 318 p., avec 65 fig........................ 3 fr. 50

GARNIER (P.) **La folie à Paris**, par P. GARNIER, médecin en chef de l'Infirmerie du dépôt de la Préfecture de Police. 1 vol. in-16 de 350 p. ... 3 fr. 50

GAUDRY. Les ancêtres de nos animaux, dans les temps géologiques, par ALBERT GAUDRY, professeur au Muséum, membre de l'Institut. 1 vol. in-16 de 300 p., avec 49 fig. ... 3 fr. 50

GAUTIER (ARM.). **Le cuivre et le plomb** dans l'alimentation et l'industrie, au point de vue de l'hygiène, par A. GAUTIER, professeur à la Faculté de médecine de Paris, membre de l'Institut. 1 vol. in-16 de 310 p. ... 3 fr. 50

GIRARD. Les abeilles, organes et fonctions, éducation et produits, miel et cire, par MAURICE GIRARD, président de la société entomologique de France. 3e *édition*, 1 vol. in-16 de 320 p., avec 85 fig. ... 3 fr. 50

GRAFFIGNY (H. DE). **La navigation aérienne** et les ballons dirigeables. 1 vol. in-16 de 343 p., avec 44 fig. ... 3 fr. 50

GRÉHANT. Les poisons de l'air, l'acide carbonique et l'oxyde de carbone, asphyxies et empoisonnements, par N. GRÉHANT, aide-naturaliste au Muséum. 1 vol. in-16 de 320 p., avec fig. ... 3 fr. 50

GUERIN (A.). **Les pansements modernes**, le pansement ouaté et ses applications à la thérapeutique chirurgicale, par A. GUÉRIN, membre de l'Académie de médecine. 1 vol. in-16 de 392 p., avec fig. . 3 fr. 50

GUN (le colonel). **L'Electricité appliquée à l'art militaire**, par le colonel GUN. 1 vol. in-6 de 380 p., avec 140 fig. ... 3 fr. 50

— **L'artillerie actuelle**, canons, poudres, fusils et projectiles, par le colonel GUN. 1 vol. in-16 de 316 p., avec 96 fig. ... 3 fr. 50

HAMONVILLE (D'). **La vie des oiseaux**, scènes d'après nature. 1 vol. in-16 de 400 p., avec 17 pl. ... 3 fr. 50

HERPIN. La vigne et le raisin, histoire botanique et chimique, effets physiologiques et thérapeutiques. 1 vol. in-16 de 362 p. . 3 fr. 50

HERZEN. Le cerveau et l'activité cérébrale, au point de vue psychophysiologique, par A. HERZEN, professeur à l'Académie de Lausanne. 1 vol. in-16 de 312 p. ... 3 fr. 50

HOUSSAY. Les industries des animaux, par F. HOUSSAY, maître de conférences à l'Ecole normale supérieure. 1 vol. in-16 de 312 p., avec 38 fig. ... 3 fr. 50

HUXLEY. Les sciences naturelles et les problèmes qu'elles font surgir, par TH. HUXLEY, membre de la Société royale de Londres. 1 vol. in-16 de 501 p. ... 3 fr. 50

IMBERT. Les anomalies de la vision, par IMBERT, professeur à l'Ecole de pharmacie de Montpellier. 1 vol. in-16 de 365 p., 48 fig. 3 fr. 50

JOURDAN (E.). **Les sens chez les animaux inférieurs**, par E. JOURDAN, professeur à la Faculté des sciences de Marseille. 1 vol. in-16 de 314 p., avec 48 fig. ... 3 fr. 50

KNAB (M.). **Les Minéraux utiles et l'exploitation des mines**, par M. KNAB, répétiteur à l'École centrale des arts et manufactures. 1 vol. in-16 de 392 p., avec fig. ... 3 fr. 50

LARBALÉTRIER (A.). **L'Alcool** au point de vue chimique, agricole, industriel, hygiénique et fiscal, par A. LARBALÉTRIER, professeur à l'École d'Agriculture du Pas-de-Calais. 1 vol. in-16 de 312 p., avec 62 fig. ... 3 fr. 50

LEFÈVRE (J.). **La Photographie** et ses applications aux sciences, aux arts et à l'industrie, par Julien LEFÈVRE, professeur à l'École des sciences de Nantes. 1 vol. in-16 de 381 p., avec 95 fig. ... 3 fr. 50

LÉLUT. Le génie, la raison et la folie, le démon de Socrate, application de la science psychologique à l'histoire, par L.-F. LÉLUT, membre de l'Institut. 1 vol. in-16 de 348 p. ... 3 fr. 50

LOCARD (A.). **Les huîtres et les mollusques comestibles,** moules, praires, clovisses, escargots, etc. Histoire naturelle, culture industrielle, hygiène alimentaire. 1 vol. in-16 de 350 pages, avec 97 fig. . . . . 3 fr. 60

LORET. **L'Égypte au temps des Pharaons,** la vie, la science et l'art, par LORET, maître de conférences à la Faculté des Lettres de Lyon. 1 vol. in-16 de 316 p., avec 18 pl. . . . . 3 fr. 50

LUYS (J.). **Hypnotisme expérimental.** Les émotions dans l'état d'hypnotisme et l'action à distance des substances médicamenteuses ou toxiques, par J. LUYS, membre de l'Académie de médecine. 1 vol. in-16 de 320 p., avec 28 pl. . . . . 3 fr. 50

MONIEZ (L.). **Les Parasites de l'Homme** (animaux et végétaux), par L.-R. MONIEZ, professeur à la Faculté de médecine de Lille. 1 vol. in-16 de 307 p., avec 72 fig. . . . . 3 fr. 50

MONTILLOT. **La Télégraphie actuelle** en France et à l'étranger, lignes, réseaux, appareils, téléphones, par MONTILLOT, professeur de télégraphie militaire à l'École de Saumur. 1 vol. in-16 de 334 p., avec 131 fig. . . . . 3 fr. 50

— **La lumière électrique,** générateurs, foyers, distribution, applications. 1 vol. in-16 de 408 p., avec 190 fig. . . . . 3 fr. 50

MOREAU (P. de Tours). **La Folie chez les enfants.** 1 vol. in-16 de 444 p. . . . . 3 fr. 50

— **Fous et Bouffons,** étude physiologique, psychologique et historique. 1 vol. in-16 de 300 p. . . . . 3 fr. 50

PERRIER (ED.). **Le Tranformisme,** par Edmond PERRIER, professeur au Muséum d'histoire naturelle. 1 vol. in-16 de 344 pages, avec 88 fig. . . . . 3 fr. 50

PLANTÉ (G.). **Phénomènes électriques de l'atmosphère,** par G. PLANTÉ, lauréat de l'Institut. 1 vol. in-16 de 323 pages, avec 50 fig. . . . . 3 fr. 50

QUATREFAGES. **Les Pygmées.** Les pygmées des anciens d'après la science moderne, les Negritos ou pygmées asiatiques, les Negrilles ou pygmées africains, les Hottentots et Boschimans, par A. DE QUATREFAGES, professeur au Muséum, membre de l'Institut. 1 vol. in-16 de 350 p., avec 31 fig. . . . . 3 fr. 50

RAVENEZ. **La vie du soldat au point de vue de l'hygiène,** par le Dr RAVENEZ, médecin-major à l'École de cavalerie de Saumur. 1 vol. in-16 de 375 p., avec 55 fig. 3 fr. 50

RENAULT (B.). **Les Plantes fossiles,** par B. RENAULT, aide-naturaliste au Muséum d'histoire naturelle. 1 vol. in-16 de 400 p., avec 53 fig. . . . . 3 fr. 50

RÉVEILLÉ-PARISE et CARRIÈRE. **Hygiène de l'esprit.** Physiologie et hygiène des hommes livrés aux travaux intellectuels, gens de lettres, artistes, savants, hommes d'État, jurisconsultes, administrateurs, par J.-H RÉVEILLÉ-PARISE, membre de l'Académie de médecine, et Ed. CARRIÈRE, lauréat de l'Institut. 1 vol. in-16 de 435 p. . . . 3 fr. 50

— **La goutte et les rhumatismes.** 1 vol. in-16 de 306 p. . . 3 fr. 50

RIANT. **Les Irresponsables devant la justice,** par le Dr A. RIANT. 1 vol. in-16 de 306 p. . . . . 3 fr. 50

— **Hygiène des orateurs,** hommes politiques, magistrats, avocats, prédicateurs, professeurs, artistes et de tous ceux qui sont appelés à parler en public. 1 vol. in-16 de 300 p. 3 fr.50

— **Le Surmenage intellectuel** et les exercices physiques. 1 vol. in-16 de 312 p. . . . . 3 fr. 50

SAPORTA (A. de). **Les théories et les notations de la chimie moderne**, par le comte Ant. de Saporta. Introduction par C. Friedel, membre de l'Institut. 1 vol. in-16 de 336 p.................. 3 fr. 50

SAPORTA (G. de). **Origine paléontologique des arbres cultivés ou utilisés par l'homme**, par G. de Saporta, correspondant de l'Institut de France. 1 vol. in-16 de 360 p., avec 44 fig....... 3 fr. 50

SCHMITT. **Microbes et maladies**, par J. Schmitt, professeur agrégé à la Faculté de médecine de Nancy. 1 vol. in-16 de 300 pages, avec 24 fig.. 3 fr. 50

SIMON. **Le monde des rêves**. Le rêve, l'hallucination, le somnambulisme et l'hypnotisme, l'illusion, les paradis artificiels, etc., par P. Max. Simon, médecin en chef de l'asile d'aliénés de Lyon. 2e *édition*, 1 vol. in-16 de 325 p.. 3 fr. 50

TROUESSART. **La géographie zoologique**. 1 vol. in-16 de 350 p., avec 100 fig.................................. 3 fr. 50

VUILLEMIN (P.). **La Biologie végétale**, par P. Vuillemin, professeur d'histoire naturelle à la Faculté de médecine de Nancy. 1 vol. in-16 de 380 p., avec 82 fig.. 3 fr. 50

NOUVEAU DICTIONNAIRE DE CHIMIE

Illustré de figures intercalées dans le texte

COMPRENANT

LES APPLICATIONS AUX SCIENCES, AUX ARTS, A L'AGRICULTURE ET A L'INDUSTRIE

A L'USAGE DES CHIMISTES, DES INDUSTRIELS,
DES FABRICANTS DE PRODUITS CHIMIQUES, DES AGRICULTEURS, DES MÉDECINS,
DES PHARMACIENS, DES LABORATOIRES MUNICIPAUX,
DE L'ÉCOLE CENTRALE, DE L'ÉCOLE DES MINES, DES ÉCOLES DE CHIMIE, ETC.

Par Émile BOUANT

Agrégé des sciences physiques, professeur au lycée de Charlemagne

Avec une Introduction par M. TROOST (de l'Institut)

1 volume in-8 de 1160 pages, avec 659 figures.... 24 fr.

DICTIONNAIRE D'ÉLECTRICITÉ

ET DE MAGNÉTISME

Illustré de figures intercalées dans le texte

COMPRENANT

LES APPLICATIONS SCIENTIFIQUES ET INDUSTRIELLES

Par Julien LEFÈVRE

Avec la collaboration de professeurs, d'ingénieurs et d'industriels

L'ouvrage paraîtra en fascicules à partir du 15 mai 1890 et formera un volume gr. in-8 de 1000 pages, avec 1000 figures

BIBLIOTHÈQUE DES CONNAISSANCES UTILES

A 4 FR. LE VOLUME CARTONNÉ

Nouvelle collection de volumes in-16
comprenant 400 pages, illustrés de figures et cartonnés

30 Volumes sont en vente

La **Bibliothèque des Connaissances utiles** a pour but de vulgariser les notions usuelles que fournit la science et les applications sans cesse plus nombreuses qui en découlent pour les Arts, l'Industrie et l'Économie domestique. Son cadre comprend donc l'universalité des sciences en tant qu'elles présentent une utilité pratique, au point de vue, soit du bien-être, soit de la santé. C'est ainsi qu'elle abordera les sujets les plus variés : *industrie manufacturière, art de l'ingénieur, chimie, électricité, agriculture, horticulture, élevage, économie domestique, hygiène et médecine usuelles*, etc.

Ceux qui voudront bien recourir à cette *Bibliothèque*, et la consulter au jour le jour, suivant les besoins du moment, trouveront intérêt et profit à le faire, car ils y recueilleront nombre de renseignements pratiques, d'une utilité générale et d'une application journalière.

BEL (J.). **Les maladies de la vigne** et les meilleurs cépages français et américains. 1 vol. in-16 de 306 p., avec 111 fig., cart........ 4 fr.

BELLAIR (G.). **Les arbres fruitiers.** 1 vol. in-16 de 360 p., avec 100 fig., cart........ 4 fr.

BOIS (D.). **Le petit jardin,** par D. Bois, aide-naturaliste de la chaire de culture au Muséum. 1 vol. in-16 de 352 p., avec 149 fig., cart.. 4 fr.

— **Les plantes d'appartement.** 1 vol. in-16 de 360 p., avec 150 fig., cart........ 4 fr.

BREVANS (J. de). **La fabrication des liqueurs et des conserves,** par J. de Brevans, chimiste principal au Laboratoire municipal de Paris. Introduction par Ch. Girard, directeur du Laboratoire municipal. 1 vol. in-16 de 392 p., avec 60 fig., cart........ 4 fr.

BUCHARD. Les constructions agricoles et l'Architecture rurale. 1 vol. in-16 de 392 p., avec 143 fig., cart........ 4 fr.

DALTON (J.-C.). **Physiologie et hygiène des écoles, des collèges et des familles.** 1 vol. in-16 de 354 p., avec 68 figures, cartonné........ 4 fr.

DONNÉ (A.). **Conseils aux mères** sur la manière d'élever les enfants nouveau-nés. 7e *édition*, 1 vol. in-16 de 378 p., cart........ 4 fr.

ESPANET. La pratique de l'homéopathie simplifiée. 3e *édition*. 1 vol. in-16 de 440 p., cart........ 4 fr.

FERRAND et DELPECH. Premiers secours en cas d'accidents et d'indispositions subites, par E. Ferrand et A. Delpech, membre de l'Académie de médecine. 3e *édition*, 1 vol. in-16 de 342 p. avec 86 fig., cart........ 4 fr.

FERVILLE. L'Industrie laitière, le lait, le beurre et les fromages. 1 vol. in-16 de 384 p., avec 87 fig., cart........ 4 fr.

GOBIN (A.). **La pisciculture en eaux douces,** par A. Gobin, professeur départemental d'agriculture du Jura. 1 vol. in-16 de 360 p., avec 93 fig., cart........ 4 fr.

— **La pisciculture en eaux salées.** 1 vol. in-16 de 360 p., avec 50 fig., cart........ 4 fr.

GRAFFIGNY (de). **Les industries d'amateurs,** le papier, le bois, le verre, la porcelaine et le fer. 1 vol. in-16, avec 180 fig., cart.

GUYOT. Les animaux de la ferme. 1 vol. in-16 de 344 p., avec 146 fig., cart........ 4 fr.

HÉRAUD. Les secrets de l'alimentation. 1 vol. in-16 de 400 p., avec 150 fig., cart. .... 4 fr.

— **Les secrets de l'économie domestique** à la ville et à la campagne, recettes, formules et procédés d'une utilité générale et d'une application journalière. 1 vol. in-16 de 381 p., avec 241 fig., cart. 4 fr.

— **Les secrets de la science et de l'industrie**, recettes, formules et procédés d'une utilité générale et d'une application journalière. 1 vol. in-16 de 366 p., avec 165 fig., cart. .... 4 fr.

LEBLOND et BOUVIER. La gymnastique et les exercices physiques. 1 vol. in-16 de 492 p., avec 80 fig., cart. .... 4 fr.

LEFÈVRE. L'électricité à la maison. 1 vol. in-16 de 396 p., avec 209 fig., cart. .... 4 fr.

MONTILLOT (Ph.). **L'amateur d'insectes**, caractères et mœurs des insectes, chasse, préparation et conservation des collections. Introduction par le professeur Laboulbène, ancien président de la société Entomologique. 1 vol. in-16 de 350 p., avec 150 fig., cart. .... 4 fr.

— **Les insectes nuisibles.** 1 vol. in-16 de 350 p., avec 150 figures, cartonné .... 4 fr.

PIESSE (S.). **Histoire des parfums et hygiène de la toilette**, poudres, vinaigres, dentifrices, fards, teintures, cosmétiques, etc. 1 vol. in-16 de 372 p., avec 70 fig., cart. .... 4 fr.

— **Chimie des parfums et fabrication des savons**, odeurs, essences, sachets, eaux aromatiques, pommades, etc. 1 vol. in-16 de 360 p., avec 80 fig., cart .... 4 fr.

RELIER. Guide pratique de l'élevage du cheval, par L. Relier, vétérinaire principal au haras de Pompadour. 1 vol. in-16 de 388 p., avec 128 fig., cart. .... 4 fr.

RICHE. L'art de l'essayeur, par A. Riche, directeur des essais à la Monnaie de Paris. 1 vol. in-16 de 384 p., avec 94 fig., cart. .... 4 fr.

— **Monnaies, médailles et bijoux.** Essai et contrôle des ouvrages d'or et d'argent. 1 vol. in-16 de 396 p., avec 66 fig., cart. .... 4 fr.

TASSART. Les Matières colorantes et la Chimie de la Teinture, par M. Tassart, ingénieur, répétiteur à l'École centrale des arts et manufactures. 1 vol. in-16 de 320 p., avec 30 fig., cart. .... 4 fr.

— **L'industrie de la teinture.** 1 vol. in-16 de 320 p., avec 50 fig., cart. .... 4 fr.

St-VINCENT. Nouvelle médecine des familles, à la ville et à la campagne, à l'usage des familles, des maisons d'éducation, des écoles communales, des curés, des sœurs hospitalières, des dames de charité et de toutes les personnes bienfaisantes qui se dévouent au soulagement des malades, par le Dr A.-C. de Saint-Vincent. 9e *édition*, revue et corrigée. 1 vol. in-16 de 448 p., avec 142 fig., cart. .... 4 fr.

VIGNON (L.). **La soie**, au point de vue scientifique et industriel, par L. Vignon, sous-directeur de l'École de chimie industrielle de Lyon. 1 vol. in-16 de 370 p., avec 81 fig., cart. .... 4 fr.

G. DALLET

LE MONDE VU PAR LES SAVANTS
DU XIXe SIÈCLE

Illustré de 800 figures

Un splendide volume grand in-8, de 1100 pages à 2 colonnes

Broché .... 18 fr. | Cartonné .... 22 fr.

PETITE BIBLIOTHÈQUE MÉDICALE

A 2 FR. LE VOLUME

Nouvelle collection de volumes in-16

comprenant 200 *pages et illustrés de figures*

BALL. La folie érotique, par B. BALL, professeur à la Faculté de médecine de Paris, membre de l'Académie de médecine. 160 p. 2 fr.

BASTIDE. Les vins sophistiqués, procédés simples pour reconnaître les sophistications les plus usuelles. 160 p. 2 fr.

BOERY. Les plantes oléagineuses et leurs produits (huiles et tourteaux) et les plantes alimentaires des pays chauds (cacao, café, canne à sucre, etc.). 160 p., 22 fig. 2 fr.

BOURGEOIS. Les passions dans leurs rapports avec la santé et les maladies. L'amour et le libertinage. 4e *édition*. 214 p. 2 fr.

BRAMSEN. Les dents de nos enfants. Conseils aux mères de familles 144 p., 50 fig. 2 fr.

CAUVET. Procédés pratiques pour l'essai des farines. Caractères, altérations, falsifications, par D. CAUVET, professeur à la faculté de médecine de Lyon. 100 p., 74 fig. 2 fr.

CORFIELD. Les maisons d'habitation, leur construction et leur aménagement selon les règles de l'hygiène par W.-H. CORFIELD, professeur au Collège de l'Université de Londres. 160 p., 54 fig. 2 fr.

CORLIEU. La prostitution à Paris. 128 p. 2 fr.

DÉCHAUX. La femme stérile. 2e *édition*. 214 p. 2 fr.

GAUTIER (J.). **La fécondation artificielle** et son emploi contre la stérilité chez la femme. 142 p. 2 fr.

GOURRIER. Les lois de la génération, sexualité et conception. 200 p. 2 fr.

GIRARD et de BREVANS. La Margarine et le beurre artificiel, par Ch. GIRARD, directeur du Laboratoire municipal de la préfecture de police et J. de BREVANS. 172 p. 2 fr.

GROS. Mémoires d'un estomac. 4e *édition*, 186 p. 2 fr.

JOLLY. Le tabac et l'absinthe, leur influence sur la santé, par P. JOLLY, membre de l'Académie de médecine. 2e *édition*, 228 p. 2 fr.

— **Hygiène morale.** L'homme, la vie, l'instinct, la curiosité, l'imitation, l'habitude, la mémoire, l'imagination, la volonté. 276 p. 2 fr.

MAGNE (A.) **Hygiène de la vue.** 4e *édition*, 320 p. 2 fr.

MAYER (A.). **L'âge de retour.** Conseils aux femmes. 256 p. 2 fr.

MONAVON. La coloration artificielle des vins. 160 p. 2 fr.

MONTEUUIS. Les enfants aux bains de mer, avec fig. 150 p. 2 fr.

MURELL. La pratique du massage, action physiologique, emploi thérapeutique. Introduction par le Dr DUJARDIN-BEAUMETZ, membre de l'Académie de médecine. 168 p., avec fig. 2 fr.

PÉRIER. La première enfance, guide hygiénique des mères et des nourrices. 3e *édition*, 200 p., avec fig. 2 fr.

— **La seconde enfance**, guide hygiénique des mères et des personnes appelées à diriger l'éducation de la jeunesse. 236 p. 2 fr.

RECLU. Manuel de l'herboriste. Culture, récolte, conservation, propriétés médicinales des plantes du commerce. 160 p., 52 fig. 2 fr.

SAPORTA (A. de) **La chimie des vins.** Les vins naturels, les vins manipulés et falsifiés. 160 p., avec fig. 2 fr.

ZABOROWSKI. Les boissons hygiéniques. 160 p., 24 fig. 2 fr.

ALIX. L'esprit de nos bêtes. 1890, 1 vol. in-8 de 600 pages, avec 200 fig.

— **Le Cheval.** 1886, 1 vol. gr. in-8 de 700 p. et 1 atlas de 16 pl. col., cart.. 60 fr.

ANDOUARD. Nouveaux éléments de pharmacie par ANDOUARD, professeur à l'école de médecine de Nantes. 3ᵉ *édition*, 1886, 1 vol. in-8 de 995 p. avec 161 figures.. 16 fr.

ANGER. Nouveaux éléments d'anatomie chirurgicale par BENJAMIN ANGER, chirurgien des hôpitaux, professeur agrégé à la Faculté de Médecine. 1869, 1 vol. gr. in-8 de XVI-1056 pages avec 1079 figures et 1 atlas in-4 de 12 planches gravées et coloriées................ 40 fr.
— Séparément : Texte, 1 vol. in-8.................................... 20 fr.
— Atlas, 1 vol. in-4.. 25 fr.

ANGLADA. Etudes sur les maladies nouvelles et les maladies éteintes, pour servir à l'histoire des évolutions séculaires de la pathologie. 1869, 1 vol. in-8 de 700 pages........................... 8 fr.

Annales d'hygiène publique et de médecine légale, par BERTIN-SANS, BROUARDEL, CHARRIN, L. COLIN, DU MESNIL, GARNIER (de Nancy). P. GARNIER, CH. GIRARD, HUDELO, JAUMES, LACASSAGNE, G. LAGNEAU, LHOTE, LUTAUD, MORACHE, MOTET, POINCARÉ, POUCHET, REUSS, RIANT, VIBERT. **Directeur de la rédaction** : le professeur P. BROUARDEL, président du Comité consultatif d'hygiène, doyen de la Faculté de Médecine de Paris.

Paraît tous les mois par fascicules de 96 p. in-8, avec pl.
Prix de l'abonnement annuel : Paris... 22 fr. — Départements.... 24 fr.
Union postale.. 25 fr.

PREMIÈRE SÉRIE, collection complète (1829 à 1853), 50 volumes in-8, avec figures.. 500 fr.
Tables alphabétiques par ordre des matières et des noms d'auteurs des tomes I à L (1829 à 1853). 1855. in-8. 136 pages à 2 col...... 3 fr. 50
SECONDE SÉRIE, collection complète (1854 à 1878), 50 vol. in-8, avec figures.. 470 fr.
Tables alphabétiques, par ordre des matières et des noms d'auteurs des Tomes I à L. (1854 à 1878) 1880, in-8, 130 p. à 2 col......... 3 fr. 50
TROISIÈME SÉRIE. Années 1879 à 1889. 22 vol. in-8, avec fig. et pl. 242 fr.

ARNOULD. Nouveaux éléments d'hygiène par JULES ARNOULD, professeur d'hygiène à la Faculté de médecine de Lille. *Deuxième édition*, 1889. 1 vol. gr. in-8, de 1404 pages avec 272 figures, cartonné... 20 fr.

BALFOUR. Traité d'embryologie et d'organogénie comparées. Edition française par A.-H. Robin et Mocquard, aide-naturaliste au Muséum. 1885. 2 vol. in-8 de 1350 p., avec 740 fig.............................. 30 fr.

BARTHÉLEMY (T.). **Syphilis et santé publique.** Etude d'hygiène publique, par T. Barthélemy, médecin de Saint-Lazare, ancien chef de clinique de la Faculté de médecine. 1890, 1 vol. in-16 de 350 p. 3 fr. 50

BEALE. De l'Urine des dépôts urinaires et des calculs, de leur composition chimique, de leurs caractères physiologiques et pathologiques et des indications thérapeutiques qu'ils fournissent dans les traitements des maladies. Traduit par A. OLLIVIER et BERGERON 1865, 1 vol. in-18, avec 136 fig.. 7 fr.

BEAUNIS. Nouveaux éléments de physiologie humaine, comprenant les principes de la physiologie comparée et de la physiologie générale, par H. BEAUNIS, professeur à la Faculté de médecine de Nancy, *Troisième édition*, 1888, 2 vol. gr. in-8 de 1484 p., avec 513 figures, cartonné.. 25 fr.

BEAUNIS et BOUCHARD. Nouveaux éléments d'anatomie descriptive et d'embryologie par H. Beaunis et Bouchard, professeur à la Faculté de médecine de Bordeaux. *Quatrième édition*, 1885, 1 vol. gr. in-8 de 1072 pages, avec 456 figures, cartonné....... 20 fr.

BEAUNIS et BOUCHARD. Précis d'anatomie et de dissection. 1877, 1 vol. in-18 de 450 p.......................... 4 fr. 50

BERGERET (L.-F.). **Des fraudes dans l'accomplissement des fonctions génératrices**, causes, dangers et inconvénients pour les individus, la famille et la société, remèdes. 13e *édition*, 1888, 1 vol. in-18.. 2 fr. 50

— **Les passions**, dangers et inconvénients pour les individus, la famille et la société, hygiène morale et sociale. 1878, 1 vol. in-18. 2 fr. 50

BERGERON (Alb.). **Précis de petite chirurgie et de chirurgie d'urgence.** 1882, 1 vol. in-18 jésus de 436 p., avec 374 fig..... 5 fr.

BERNARD (Claude). **Physiologie.** Physiologie expérimentale, substances toxiques, système nerveux, liquides de l'organisme, pathologie expérimentale, médecine expérimentale, anesthésiques et asphyxie, chaleur animale, diabète, physiologie opératoire, phénomènes de la vie, table alphabétique, par Claude Bernard, professeur au Muséum et au Collège de France, membre de l'Académie des sciences. 16 vol. in-18, avec fig.. 114 fr.

— **Leçons de physiologie expérimentale appliquée à la médecine.** 1855-1856. 2 vol. in-8, avec fig.................. 14 fr.

— **Leçons sur les effets de substances toxiques et médicamenteuses.** 1857, 1 vol. in-8, avec 22 fig.......................... 7 fr.

— **Leçons sur la physiologie et la pathologie du système nerveux.** 1858. 2 vol. in-8, avec fig.......................... 14 fr.

— **Leçons sur les propriétés physiologiques et les altérations pathologiques des liquides de l'organisme.** 1859, 2 vol. in-8, avec fig.. 14 fr.

— **Introduction à l'étude de la médecine expérimentale.** 1865, 1 vol. in-8.. 7 fr.

— **Leçons de pathologie expérimentale.** 1880, 1 vol. in-8. 7 fr.

— **Leçons sur les anesthésiques et sur l'asphyxie.** 1875, 1 vol. in-8, avec fig.. 7 fr.

— **Leçons sur le diabète** et la glycogénèse animale. 1877, 1 vol. in-8. 7 fr.

— **Leçons de physiologie opératoire.** 1879, 1 vol. in-8, avec 116 figures.. 8 fr.

— **Leçons sur les phénomènes de la vie** communs aux animaux et aux végétaux. 1878, 2 vol. in-8, avec pl. col. et fig.......... 15 fr.

— **L'œuvre de Claude Bernard.** Introduction par Mathias Duval, notices par E. Renan, Paul Bert et Armand Moreau, table alphabétique et analytique des œuvres complètes de Claude Bernard, bibliographie. 1881, 1 vol. in-8, avec portrait........................ 7 fr.

BERNARD (Claude) **et HUETTE. Précis iconographique de médecine opératoire et d'anatomie chirurgicale.** 1873, 1 vol. in-18 jésus, avec 113 pl., fig. noires, cart.................. 24 fr.

— Le même, fig. color.. 48 fr.

BERNARD (H.). **Premiers secours aux blessés** sur le champ de bataille et dans les ambulances. 1870, 1 vol. in-18, avec 76 fig... 2 fr.

BERT (Paul). **Leçons sur la physiologie comparée de la respiration.** 1870, 1 vol. in-8, de 500 p., avec 150 fig.............. 10 fr.

BERTOGLIO. Les cimetières au point de vue de l'hygiène et de l'administration. 1889, 1 vol. in-16 de 280 p.................. 3 fr. 50

BLANCHARD (E.). **Les poissons des eaux douces de la France.** Anatomie, physiologie, description des espèces, mœurs, instincts, industrie, commerce, ressources alimentaires, pisciculture, législation concernant la pêche, par ÉMILE BLANCHARD, membre de l'Institut, professeur au Muséum d'histoire naturelle. 1879, 1 volume grand in-8, avec 151 fig. dessinées d'après nature et 32 pl. sur papier teinté. 16 fr.
Relié en demi-maroquin, doré sur tranches.................. 20 fr.

BLANCHARD (R.). **Traité de zoologie médicale,** par R. BLANCHARD, professeur agrégé à la Faculté de médecine de Paris. 1889, 2 vol. in-8 de 800 p., avec 650 fig.............................. 20 fr.

BOCQUILLON-LIMOUSIN. Formulaire des médicaments nouveaux et des médications nouvelles, par H. BOCQUILLON-LIMOUSIN, pharmacien de 1re classe, ex-interne des hôpitaux, lauréat de l'École supérieure de pharmacie. 1890, 1 vol. in-16 de 300 p., cartonné.

BOIVIN (Mme) **et DUGÈS. Anatomie pathologique de l'utérus et de ses annexes.** 1866. Atlas in-folio de 41 pl. gravées et coloriées, *représentant les principales altérations morbides des organes génitaux de la femme,* avec explication, cartonné............ 45 fr.

BONAMI. Nouveau dictionnaire de la santé, illustré de 702 fig. intercalées dans le texte, comprenant la médecine usuelle, l'hygiène journalière, la pharmacie domestique et les applications des nouvelles conquêtes de la science à l'art de guérir, par le Dr Paul BONAMI, médecin en chef de l'hospice de la Bienfaisance, lauréat de l'Académie de médecine. 1889. 1 vol. gr. in-8 jésus de 950 p., à deux colonnes, illustré de 702 fig.. 16 fr.

BONNET. Traité de thérapeutique des Maladies articulaires. 1853. 1 vol. in-8 de XVII-684 p., avec 97 fig.................... 9 f.

— **Nouvelles méthodes de traitement des Maladies articulaires.** 2e *édition,* 1860, 1 vol. in-8 de 356 p., avec 17 fig.... 4 fr. 50

BONNET (V.). **Précis d'analyse microscopique des denrées alimentaires.** Caractères, procédés d'examen, altérations et falsifications, par V. BONNET, préparateur à l'École de pharmacie, expert du Laboratoire municipal, préface par L. GUIGNARD, professeur à l'École supérieure de pharmacie. 1890, 1 vol. in-18 de 200 p., avec 163 fig. et 20 pl. en chromotypographie, cartonné.................................. 6 fr.

BONNIER (G.). **Les plantes des champs et des bois.** Excursions botaniques : Printemps, été, automne, hiver, par G. BONNIER, professeur à la Faculté des sciences de Paris. 1887, 1 vol. in-8, avec 873 fig. dans le texte et 30 pl. dont 8 en couleur......................... 24 fr.

— Cartonné.. 26 fr.

BORIUS. Les maladies du Sénégal. Topographie, climatologie, et pathologie. 1882, 1 vol. in-8 de 362 p........................ 7 fr.

BOUANT. Dictionnaire de Chimie, comprenant les applications aux sciences, aux arts, à l'agriculture, à l'industrie, à l'usage des industriels, des fabricants de produits chimiques, des agriculteurs, des médecins, des pharmaciens, des laboratoires municipaux, de l'école centrale, de l'école des mines, des écoles de chimie, etc., par E. BOUANT, agrégé des sciences physiques, avec la collaboration de professeurs, d'ingénieurs et d'industriels. 1888, 1 vol. gr. in-8 de 1100 p. à 2 col., avec 600 fig... 25 fr.

BOUCHUT (E.) **Traité pratique des Maladies des nouveau-nés,** des enfants à la mamelle et de la seconde enfance. 8e *édition,* 1884, 1 vol. in-8 de XVII-1128 p., avec 179 fig.................. 18 fr.

— **Hygiène de la première Enfance,** guide des mères pour l'allaitement, le sevrage, le choix de la nourrice. 8e *édition,* 1885, 1 vol. in-18 jésus de VIII-460 p., avec 53 fig.. 4 fr.

BOUCHUT (E.). **Clinique de l'hôpital des Enfants-Malades.** 1884, 1 vol. in-8 de 700 p. ... 8 fr.

— **Atlas d'ophthalmoscopie médicale** et de cérébroscopie montrant les lésions du nerf optique, de la rétine et de la choroïde, produites par les maladies du cerveau, par les maladies de la moelle épinière, par les maladies constitutionnelles, etc. 1876, 1 vol. in-4 de VIII-148 p., avec 14 pl. en chromo, comprenant 137 fig., cart. ... 35 fr.

— **Traité des signes de la mort** et des moyens de prévenir les inhumations prématurées. 3e *édition*, 1883, 1 vol. in-18, avec fig. ... 4 fr.

— **Nouveaux éléments de pathologie générale,** comprenant la nature de l'homme, l'histoire générale de la maladie, les différentes classes de maladies, l'anatomie pathologique générale, et l'histologie pathologique, le pronostic, la thérapeutique générale. 4e *édition*, 1882, 1 vol. gr. in-8 de 900 pages, avec 250 figures ... 16 fr.

— **Traité de diagnostic et de sémiologie.** 1883, 1 vol. gr. in-8 de 92 pages, avec 150 figures ... 12 fr.

— **Du nervosisme aigu et chronique et des maladies nerveuses.** 2e *édition*, 1877, 1 vol. in-8 de VXIII-408 pages ... 6 fr.

BOUILLET. Précis de l'histoire de la médecine, avec introduction, par A. LABOULBÈNE. 1883. 1 vol. in-8 de XVI-366 pages ... 6 fr.

BOUVERET (H.). **Traité de l'empyème,** par le Dr Louis BOUVERET, agrégé à la Faculté de médecine de Lyon. 1888, 1 volume in-8 de 890 pages ... 12 fr.

BRAIDWOOD (P.-M.). **De la Pyohémie ou fièvre suppurative.** 1870, 1 vol. in-8, avec 12 planches chromolithographiées ... 8 fr.

BRASSEUR. Chirurgie des dents et de leurs annexes, par E. BRASSEUR, directeur de l'Ecole dentaire de Paris. 1889, 1 vol. gr. in-8, avec 127 figures ... 5 fr.

BREHM (A.-E.). **Les merveilles de la nature, l'homme et les animaux.** Description populaire des races humaines et du règne animal: 10 vol. gr. in-8, avec 6000 fig. et 200 pl. ... 100 fr.

Les Races humaines, 1 vol. — *Les Mammifères*, 2 vol. — *Les Oiseaux*, 2 vol. — *Les Reptiles et les Batraciens*, 1 vol. — *Les Poissons et les Crustacés*, 1 vol. — *Les Insectes, les Arachnides, les Myriapodes*, 3 vol. — *Les Vers, Mollusques, Zoophytes*, 1 vol.

Chaque volume broché ... 11 fr.
Relié en demi-maroquin, doré sur tranches ... 16 fr.

BRIAND et CHAUDÉ. Manuel complet de Médecine légale, contenant un *Traité élémentaire de chimie légale*, par J. BOUIS. 10e *édition*, 1879, 2 vol. gr. in-8, avec 5 pl. gravées et 37 figures. 24 fr.

BROCCHI (P.). **Traité de zoologie agricole,** comprenant des éléments de pisciculture, d'apiculture, de sériciculture, d'ostréiculture, par P. BROCCHI, professeur à l'Institut national agronomique. 1886, 1 vol. in-8 de 986 pages, avec 603 figures, cart. ... 18 fr.

BROUARDEL et REUSS. Le congrès international d'hygiène de Paris. 1889, 1 vol. in-8 ... 3 fr.

BUIGNET. Manipulations de physique. Cours de travaux pratiques. 1877, 1 vol. in-8 de 800 pages, avec 265 figures et 1 planche coloriée, cartonné ... 16 fr.

CAPUS et ROCHEBRUNE (A.-Tr. de). **Guide du naturaliste préparateur et du voyageur scientifique** ou instruction pour la recherche, la préparation, le transport et la conservation des animaux, végétaux, minéraux, fossiles et organismes vivants. 2e *édition*, 1883, 1 vol. in-18, avec 22 figures, cartonné ... 3 fr.

***

Carnet (Le) du médecin praticien, formules, ordonnances, tableaux du pouls, de la respiration et de la température, comptabilité. 1 cahier oblong avec cartonnage souple.......................... 1 fr.

CARRIÈRE (Ed.). **Le climat de l'Italie et des stations du midi de l'Europe sous le rapport hygiénique et médical.** 2ᵉ *édition*, 1876, 1 vol. in-8 de 640 pages.......................... 9 fr.

CARUS (V.). **Histoire de la zoologie,** depuis Aristote jusqu'à nos jours. 1880, 1 vol. in-8 de 800 pages.......................... 15 fr.

CAUVET. Nouveaux éléments d'histoire naturelle médicale. 3ᵉ *édition*, 1885, 2 vol. in-18 jésus de 600 pages, avec 824 figures. 12 fr.

— **Nouveaux éléments de matière médicale,** comprenant l'histoire des drogues simples d'origine animale et végétale, leur constitution, leurs propriétés et leurs falsifications. 1886-1887, 2 vol. in-18 jésus, ensemble 1750 pages, avec 701 figures.......................... 15 fr.

— **Cours élémentaire de botanique.**

I. *Anatomie et physiologie végétales, paléontologie, géographie.* 1885, 1 vol. in-18, 315 pages, avec 404 figres.......................... 4 fr.

II. *Les familles végétales*, 1885, 1 vol. in-18, 500 p., avec 300 fig. 5 fr.

Le même cartonné en 1 seul vol. comprenant les deux parties.. 10 fr.

CHAPUIS. Précis de toxicologie. 2ᵉ *édition*, 1889, 1 vol. in-18 de 700 pages, avec 54 figures, cartonné.......................... 8 fr.

CHARGÉ. Traitement homœopatique des maladies des organes de la respiration, cavités nasales, larynx, trachées, bronches, poumons, plèvres. 2ᵉ *édition*, 1878, 1 vol. in-18 de 460 pages.... 6 fr.

CHARLES. Cours d'accouchements. 1887, 2 vol. in-8..... 15 fr.

CHARPENTIER. Traité pratique des accouchements, par le Dʳ A. Charpentier, professeur agrégé à la Faculté de médecine de Paris. 2ᵉ *édition*, 1889, 2 vol. gr. in-8 de 1100 p., avec 752 fig. et 1 pl. 30 fr.

CHATIN (Joannès). **Les organes des sens** dans la série animale. Leçons d'anatomie et de physiologie comparées, faites à la Sorbonne, 1880, 1 vol. in-8 de 726 pages, avec 136 figures.......................... 12 fr.

CHAUFFARD (P.-E.). **La vie.** Etudes et problèmes de biologie générale. 1878, 1 vol. in-8 de 525 pages.......................... 7 fr. 50

CHAUVEAU et ARLOING. Traité d'anatomie comparée des animaux domestiques. 4ᵉ *édition*, revue et augmentée. 1889, 1 vol. in-8, avec 368 figures noires et coloriées.......................... 24 fr.

CHAUVEL (J.). **Précis d'opérations de chirurgie,** par J. Chauvel, professeur de médecine opératoire à l'Ecole du Val-de-Grâce. 2ᵉ *édition*, 1885, 1 vol. in-8 jésus de 692 p., avec 281 fig.......................... 7 fr.

CHEVREUL. Des couleurs et de leur application aux arts industriels à l'aide de cercles chromatiques. 2ᵉ *édition*, 1888, petit in-fᵒ, avec 27 planches gravées sur acier et imprimées en couleur, cartonné 40 fr.

CHRÉTIEN (H.). **Nouveaux éléments de médecine opératoire.** 1881, 1 vol. in-18 de 528 p., avec 184 fig.......................... 6 fr.

CHURCHILL (Fl.) **et LE BLOND. Traité pratique des maladies des femmes,** hors l'état de grossesse, pendant la grossesse et après l'accouchement. 3ᵉ *édition*, 1881, 1 vol. gr. in-8ᵒ de 1158 p. avec 365 fig. 18 fr.

CIVIALE. Traité pratique sur les maladies des organes génito-urinaires. *Troisième édition*, 1858-1860, 3 vol. in-8, avec fig. 24 fr.

CLAUDE. Premières notions d'homœopathie à l'usage des familles. *Deuxième édition*. 1883, 1 vol. in-18 de 200 p...... 1 fr. 50

COIFFIER. Précis d'auscultation. *Deuxième édition*, 1889, 1 vol. in-18 de 132 p., avec 78 fig. col., cartonné.......................... 4 fr.

— **Médecine et thérapeutique rationnelles.** 1884, 1 vol. in-18. 6 fr.

COLIN (G.). **Traité de physiologie comparée des animaux** considérée dans ses rapports avec les sciences naturelles, la médecine, la zootechnie et l'économie rurale, par G. Colin, professeur à l'école vétérinaire d'Alfort, 3e *édition*, 1886-1887, 2 vol. in-8, avec 250 fig... 28 fr.

COLIN (Léon). **Traité des maladies épidémiques**. Origine, évolution, prophylaxie. 1879, 1 vol. in-8 de XX-1032 p. .... 16 fr.

— **De la variole**, au point de vue épidémiologique et prophylactique. 1873, 1 vol. in-8 de 200 pages, avec figures.................. 3 fr. 50

COLLINEAU. **La gymnastique**, notions physiologiques et pédagogiques, applications hygiéniques et médicales. 1884, 1 vol., in-8 de 824 p., avec figures.. 10 fr.

Comité consultatif d'hygiène publique de France (Recueil des Travaux et des actes officiels de l'Administration sanitaire).

Tome I, 1872, in-8, 8 fr. — Tome II, 1873, 2 vol., 15 fr. — Tome III, 1874, in-8, 8 fr. — Tome IV, 1875, in-8, 8 fr. — Tome V, 1876, in-8, 8 fr. — Tome VI, 1877, in-8, 8 fr. — Tome VII, 1878, in-8, 8 fr. — Tome VIII, 1879, in-8, 8 fr. — Tome IX, 1880, in-8, 8 fr. — Tome X, 1881, in-8, 8 fr. — Tome XI, 1882, in-8, 8 fr. — Tome XII, 1883, in-8, 8 fr. — Tome XIII, 1884, in-8, 8 fr. — Tome XIV, 1885, in-8, 10 fr. — Tome XV, 1886, 8 fr. — Tome XVI, 1887, 10 fr. — Tome XVII, 1888, 10 fr. — Tome XVIII, 1889, 10 fr.

COMTE (A.). **La philosophie positive**, résumée par Jules Rig. 1881, 2 vol. in-8.. 20 fr.

CONTEJEAN. **Éléments de géologie et de paléontologie**. 1874, 1 vol. in-8 de 750 p., avec 467 fig., cartonné.................. 16 fr.

— **Géographie botanique**. Influence du terrain sur la végétation. 1881, in-8, 142 pages.. 3 fr. 50

CORIVEAUD. **Hygiène de la jeune fille**. 1882, 1 vol. in-18, 3 fr.

— **Le lendemain du mariage**. Étude d'hygiène, 2e *édition*, 1889, 1 vol. in-8.. 3 fr. 50.

— **La santé de nos enfants**. 1890, 1 vol. in-16 de 320 p... 3 fr. 50.

— **Hygiène des familles**. 1890, 1 vol. in-16 de 320 p...... 3 fr. 50.

CORLIEU (A.). **Aide-mémoire de médecine, de chirurgie et d'accouchements**, vade-mecum du praticien, par le docteur A. Corlieu. 4e *édition*, 1886, 1 vol. in-18 jésus de VIII-700 p., avec 448 fig., cartonné.. 6 fr.

— **Mémorandum de médicina, cirurjia y partos**, traducido por Don Calderon. 2e *édition*, 1888, 1 vol. in-18, avec fig., cartonné. 10 fr.

— **Les médecins grecs** depuis la mort de Galien jusqu'à la chute de l'Empire d'Occident. 1885, 1 vol. in-8, avec 1 carte.............. 5 fr.

CORNARO (L.). **Le régime de Pythagore**, d'après le Dr Cocchi; **De la sobriété**, conseil pour vivre longtemps, par L. Cornaro; **Le vrai moyen de vivre plus de cent ans dans une parfaite santé**, par L. Lessius. 1880, 1 vol. in-18 jésus, avec 5 planches............ 3 fr. Sur papier de Hollande, tiré à 100 exemplaires.................. 6 fr.

CORNEVIN. **Traité de zootechnie générale**, par Cornevin, professeur à l'École vétérinaire de Lyon. 1 vol. gr. in-8 de 800 p., avec 300 fig.

CORNIL. **Leçons sur la syphilis** faites à l'hôpital de Lourcine. 1879, 1 vol. in-8, IX-482 p. avec 9 pl. lithographiées et figures........ 10 fr.

CORRE. **La pratique de la chirurgie d'urgence**. 1872, 1 vol. in-18 de VIII-216 p., avec 51 figures........................ 1 fr.

COSTE. **Hypnotisme**. 1888, 1 vol. in-16 de 160 p............. 2 fr.

COWLES. **Les hôpitaux**. Construction et organisation, par le D[r] Ed. Cowles, trad. de l'anglais par M. Chaleix. In-8, 60 p., avec 15 fig.. 2 fr.

CRUVEILHIER (J.). **Anatomie pathologique du Corps humain**, ou Descriptions, avec figures lithographiées et coloriées, des diverses altérations morbides dont le corps humain est susceptible. Paris, 1830-1842, 2 volumes in-folio, avec 230 pl. col............... 456 fr.
Ouvrage complet en 41 livraisons. Chaque livraison avec 5 pl.. 11 fr.

— **Traité d'anatomie pathologique générale**. 1864, 5 vol. in-8 35 fr.

CULLERRE. Traité pratique des maladies mentales, par le Dr A. Cullerre, médecin de l'asile d'aliénés de la Roche sur-Yon. 1889, 1 vol. in-18 jésus de 608 pages.............................. 6 fr.

CUVIER (G.). **Les Oiseaux**. 1870, 1 vol. in-8, avec 72 pl. contenant 464 fig. noires, 30 fr. — Fig. color.............................. 50 fr.

— **Les Mollusques**. 1868, 1 vol. in-8, av. 36 pl. contenant 520 fig. noires, 15 fr. — Fig. coloriées.............................. 25 fr.

— **Les Vers et les Zoophytes**. 1869. 1 vol. in-8, avec 37 planches, contenant 550 fig. noires, 15 fr. — Fig. color................. 25 fr.

CUYER et ALIX. Le Cheval, extérieur : régions, pied, proportions, aplombs, allures, âge, aptitudes, robes, tares, vices, vente et achat; structure et fonctions: situation, structure anatomique et rôle physiologique de chaque organe ; races: origines, caractères, production et amélioration, texte par E. Alix, vétérinaire de l'armée. 1886, 1 vol. gr. in-8, 703 p., avec fig. et 1 atlas de 16 planches coloriées, découpées et superposées. Ensemble 2 volumes cartonnés.............................. 60 fr.

— *Séparément* : **Les allures du cheval**, 1883 .... 7 fr. 50

CUYER et KUHFF. Le corps humain. Structure et fonctions, formes extérieures, régions anatomiques, situation, rapports et usages des appareils et organes qui concourent au mécanisme de la vie, démontrés à l'aide de planches dessinées d'après nature, coloriées, découpées et superposées, 1879. 1 vol. gr. in-8 de 370 pages de texte et 1 atlas de 27 pl. coloriées. Ouvrage complet, 2 vol., cart........................ 75 fr.

— *Le même*, sans les organes génitaux........................ 70 fr.

— **Les organes génitaux de l'homme et de la femme**. 2e *édition*, gr. in-8, 62 p., avec 65 fig. et 2 planches coloriées............ 7 fr. 50

CYON. Principes d'électrothérapie. 1873, 1 vol. in-8 de VIII-275 p., avec figures.............................. 4 fr.

CYR (J.). **Traité pratique des maladies du foie**. 1887, 1 vol. in-8 de 886 pages.............................. 12 fr.

— **Scènes de la vie médicale**. 1888, 1 vol. in-16 de 300 pages. 3 fr. 50

DALLET (G.). **Le Monde vu par les savants du XIXe siècle**, illustré de 800 figures. 1890, 1 vol. gr. in-8 de 1100 p. à 2 col... 18 fr.
Cartonné, tranches dorées.............................. 22 fr.

DAREMBERG (Ch.). **Histoires des sciences médicales**, comprenant l'anatomie, la physiologie, la médecine, la chirurgie et les doctrines de pathologie générale. 1870, 2 vol. in-8.................... 20 fr.

DAVAINE (C.). **Traité des Entozoaires et des maladies vermineuses**, chez l'homme et les animaux domestiques. 2e *édition*, 1877, 1 vol. in-8 de 1000 p.............................. 14 fr.

DECAYE. Précis de thérapeutique chirurgicale. 1882, 1 vol. in-8 de 572 pages.............................. 6 fr.

DECHAUX. La saignée d'Hippocrate. 1886, 1 vol. in-18. 3 fr. 50

DEGLAND et GERBE. Ornithologie européenne, ou Catalogue descriptif, analytique et raisonné des oiseaux observés en Europe. 2e *édition*, 1867, 2 vol. in-8.............................. 24 fr.

DELEFOSSE. Procédés pratiques pour l'analyse des urines, des dépôts et des calculs urinaires. 3e *édition*, 1886, 1 vol. in-18 jésus, 176 p., avec 25 pl., comprenant 90 figures.......................... 3 fr.

DELEFOSSE. Pratique de la chirurgie des voies urinaires. 2e *édition*, 1887, 1 vol. in-18 jésus de 585 p., avec 142 figures.... 7 fr.

DELPECH (A.). **Salles d'asile et écoles primaires. Premiers symptômes des maladies contagieuses** qui peuvent atteindre les jeunes enfants. 1880, in-18 jésus.......................... 25 c.

DENIKER. Atlas manuel de botanique. Illustrations des familles et des genres de plantes phanérogames et cryptogames avec le texte en regard, par J. Deniker, bibliothécaire du Muséum. 1886, 1 vol. in-4, 400 p., avec 200 planches, comprenant 3,300 figures, cartonné .. 30 fr.

— *Edition de luxe en couleurs*, tirée à 500 exemplaires. 1889, 1 vol. in-4, 400 p., avec 200 pl. coloriées au pinceau d'après les aquarelles de Millot, cartonné.. 100 fr.

DENUCÉ (P.). **Traité clinique de l'inversion utérine.** 1883, 1 vol. in-8 de 645 p., avec 103 figures........................... 12 fr.

DESHAYES (G.-P.). **Description des animaux sans vertèbres** découverts dans le bassin de Paris. 1860-1866, 3 vol. in-4 de texte et 2 vol. in-4 de 196 planches.................................. 250 fr.

DESPINE et PICOT. Manuel pratique des maladies de l'enfance. 4e *édition*, 1889, 1 vol. in-18 jésus de 936 p............. 9 fr.

DESPRÉS (A.). **La prostitution en France.** Etudes morales et démographiques avec une statistique générale de la prostitution en France. 1882, 1 vol. gr. in-8 de 208 p., avec 2 pl.................... 6 fr.

— **La Chirurgie journalière,** leçons de clinique chirurgicale. 3e *édition*, 1888, 1 vol. gr. in-8 de 850 p., avec figures............ 12 fr.

DUBRAC. Traité de jurisprudence médicale et pharmaceutique, comprenant la législation, l'état civil, les dispositions à titre gratuit, la responsabilité médicale, le secret professionnel, les expertises, les honoraires des médecins et les créances des pharmaciens, l'exercice illégal de la médecine, les contraventions aux lois sur la pharmacie, la police sanitaire, les ventes de clientèle médicale, l'inaptitude au service militaire, les eaux minérales, etc. 1882, 1 vol. in-8 de 800 p........ 12 fr.

DUCHARTRE. Éléments de Botanique, comprenant l'organographie, la physiologie des plantes, les familles naturelles et la géographie botanique, par P. Duchartre, membre de l'Institut. 3e *édition*, 1884, 1 vol. in-8 de 1272 p., avec 572 figures, cart...................... 20 fr.

DUCHENNE. Mécanisme de la physionomie humaine, ou analyse électro-physiologique de l'expression des passions, publiée en trois éditions :

1° *Edition* gr. in-8, formant 1 vol. de 264 p., avec 9 planches représentant 144 fig. photographiées.................................. 20 fr.

2° *Edition de luxe*, formant 1 vol. grand in-8, avec atlas composé de 74 pl. photographiées, et de 9 pl. représentant 144 figures. Cart. 68 fr.

3° *Grande édition* in-folio, avec 84 planches, dont 74 sur plaques normales, représentant les expériences électro-physiologiques.... 200 fr.

DUPLAY. Chirurgie des organes génito-urinaires de l'homme, et de la femme, par S. Duplay, professeur à la faculté de médecine, G. Bouilly, L. Picqué, L. Poisson, A. Pousson, Ed. Schwartz et Paul Segond. 1 vol. gr. in-8 de 844 p., avec 321 figures............ 17 fr. 50

DUPOUY. Médecine et mœurs de l'ancienne Rome d'après les poètes latins. 1885, 1 vol. in-18 jésus de 430 p.......... 4 fr.

DUVAL (E.). **Traité pratique et clinique d'hydrothérapie,** par E. Duval. 1888, 1 vol. in-8 de 910 p.......................... 10 fr.

DUVAL (Mathias). **Précis de Technique microscopique et histologique,** ou Introduction pratique à l'anatomie générale. 1878, in-18, 313 pages, avec 43 figures.................................. 4 fr.

****

DUVAL (Mathias). **Cours de physiologie,** par Mathias DUVAL, professeur à la Faculté de médecine de Paris, 6ᵉ *édition* du *Cours de Physiologie* de Kuss et DUVAL. 1887, 1 vol. in-18 jésus, VIII-12 p., avec 206 fig., cart. .... 8 fr.

École de Salerne (L'), traduction en vers français, par Ch. Meaux Saint-Marc, avec le texte latin, précédée d'une introduction par le Dʳ DAREMBERG, et suivie de commentaires. 1880, 1 vol. in-18 jésus de 600 p., avec 7 fig. 7 fr. — Papier de Hollande, tiré à 100 exemplaires. 14 fr.

EDINGER. Anatomie des centres nerveux. 1889, 1 vol. in-8, de 258 pages, avec 143 figures .... 8 fr.

ELOUI. Recherches histologiques sur le tissu connectif de la cornée des animaux vertébrés. 1881, 1 vol. gr. in-8, avec 6 pl. 6 fr.

EMMET (Th.-A.). **La pratique des maladies des femmes,** ouvrage traduit et annoté par A. OLIVIER, ancien interne des hôpitaux. Préface par le prof. TRÉLAT. 1887, 1 vol. gr. in-8, 860 p., avec 220 fig..... 15 fr.

ENGEL. Nouveaux éléments de chimie médicale et de chimie biologique, avec les applications à l'hygiène, à la médecine légale et et à la pharmacie. 3ᵉ *édition*, 1888, 1 vol. in-8 de VIII-671 p., avec 117 fig. .... 9 fr.

ENGELMANN (G.-J.). **La pratique des accouchements chez les peuples primitifs.** Étude d'ethnographie et d'obstétrique. Préface par le professeur CHARPENTIER. 1886, 1 vol. in-8, avec 83 fig. .... 7 fr.

EUSTACHE (G.). **Manuel pratique des maladies des femmes,** médecine et chirurgie. 1881, 1 vol. in-18 de 748 pages .... 8 fr.

FALRET (J.-P.). **Des maladies mentales et des asiles d'aliénés.** 1864. 1 vol. in-8 de 800 p., avec 1 planche .... 11 fr.

FALRET (J.). **Études cliniques sur les maladies mentales et nerveuses,** par J. FALRET, médecin de la Salpêtrière. 1889, 1 vol. in-8, de 624 p. .... 8 fr.

— **Les aliénés et les asiles d'aliénés,** assistance, législation et médecine légale. 1890, 1 vol. in-8 de 564 p. .... 8 fr.

Encyclopédie internationale de chirurgie, illustrée de figures intercalées dans le texte, par GOSSELIN, VERNEUIL, DUPLAY, professeurs à la Faculté de médecine de Paris ; BOUILLY, P. SEGOND, NICAISE, ED. SCHWARTZ, G. MARCHANT, PICQUÉ, chirurgiens des hôpitaux de Paris ; OLLIER, PONCET, VINCENT, professeurs à la Faculté de médecine de Lyon, POINSOT, POUSSON, chirurgiens des hôpitaux de Bordeaux ; MAURICE JEANNEL (de Toulouse), POISSON (de Nantes), S. TRICKER, professeur à l'Université de Vienne ; ALLINGHAM, R. BARWELL, F. TRÈVES, etc. (de Londres) ; H. MORRIS, TH. ANNANDALE (d'Edimbourg) ; J. ASHHURST, SOLIS, COHEN, PACKART, WHITE, etc. (de Philadelphie) ; VAN BUREN, STURGIS, J. LIDELL, etc. (de New-York) ; ANDREWS (de Chicago), FENWICK (de Monréal), etc. etc. Ouvrage complet. 1888, 7 vol. gr. in-8, comprenant ensemble 6 680 p., à 2 colonnes, avec 2768 figures........ 122 fr. 50
Chaque volume se vend séparément .... 17 fr. 50

FAU et CUYER. Anatomie artistique du corps humain. Planches, par le docteur FAU, texte avec figures, par E. Cuyer. 1886, in-8, 208 p. et 17 pl. Fig. noires, 6 fr. — Fig. color. .... 12 fr.

FELTZ. Traité clinique et expérimentale des embolies capillaires 2ᵉ *édition*, 1870, in-8 de 450 pages, avec 11 planches chromolithographiées, comprenant 90 dessins .... 12 fr.

FERRAND (A.). **Traité de thérapeutique médicale,** 2ᵉ *édition* contenant un *formulaire des médicaments nouveaux*. 1886, 1 vol. in-18 jésus de 902 pag., cart .... 9 fr.

FERRAND (E.). **Aide-mémoire de pharmacie**, vade-mecum du pharmacien à l'officine et au laboratoire. 4e *édition*, comprenant les médicaments nouveaux et les formules nouvelles en concordance avec le Codex de 1884. Paris, 1885, 1 vol. in-18 jésus de 815 p., 188 fig., cart. 7 fr.

FEUCHTERSLEBEN. Hygiène de l'âme, traduit de l'allemand. 3e *édition*, Paris, 1870, 1 vol. in 18 de 260 p. .... 2 fr. 50

FONSSAGRIVES. Hygiène et assainissement des villes. Campagnes et villes ; conditions originelles des villes ; rues ; quartiers ; plantations ; promenades ; éclairage ; cimetières ; égouts ; eaux publiques ; atmosphères ; population ; salubrité ; mortalité. 1874, 1 vol. in-8 de XII-568 pages .... 8 fr.

— **Thérapeutique de la phtisie pulmonaire** basée sur les indications. 2e *éditon*, 1880, 1 vol. in-8 de LXIV-560 pages.......... 9 fr.

— **Principes de thérapeutique générale** ou le médicament étudié aux points de vue physiologique, posologique et clinique. 2e *édition*, 1884, 1 vol. in-8 de 590 pages.................................. 9 fr.

— **Hygiène alimentaire** des malades, des convalescents et des valétudinaires, ou du régime envisagé comme moyen thérapeutique. 3e *édition*, 1881, 1 vol. in-8 de XXXII-670 pages.............................. 9 fr.

— **Traité d'hygiène navale**. 2e *édition*, complètement remaniée et mise soigneusement au courant des progrès de l'art nautique et de l'hygiène générale. 1877, 1 vol. in-8 de XVI-920 p., avec 145 fig..... 15 fr.

FOURNIER (H.). **De l'Onanisme**, causes, dangers et inconvénients pour les individus, la famille et la société, remèdes. 3e *édition*, 1885, 1 vol. in-18 jésus, de 175 pages.................................. 2 fr.

FOVILLE (Ach.). **Les aliénés aux États-Unis**, législation et assistance. 1873, 1 vol. in-8 de 118 pages...................... 2 fr. 50

— **Les aliénés**. Étude pratique sur la législation et l'assistance qui leur sont applicables. 1870, 1 vol. in-8 de XIV-207 pages........... 3 fr.

— **La législation relative aux aliénés en Angleterre** et en Écosse. 1885, 1 vol. gr. in-8 de 208 pages........................ 5 fr.

FOX. Iconographie photographique des maladies de la peau, par G.-H. Fox, professeur de clinique dermatologique à New-York. 1882, 1 vol. in-4, 48 planches photographiées d'après nature, coloriées à la main, cart .... 120 fr.

FRERICHS. Traité pratique des maladies du foie et des voies biliaires 3e *édition*, 1877, 1 vol. in-8 de XVI-896 p., 158 fig. 12 fr.

— **Traité du diabète.** 1885, 1 vol. gr. in-8, avec 5 pl. chromolithog. et figures.. 12 fr.

GALEZOWSKI. Traité des maladies des yeux. 3e *édition*, 1888, 1 vol. in-8 de XVI-1020 p., avec 483 figures.................. 20 fr.

— **Traité iconographique d'ophthalmoscopie**, comprenant la description des différents ophthalmoscopes, l'exploration des membranes internes de l'œil et le diagnostic des affections cérébrales et constitutionnelles. 2e *édition*, 1885, 1 vol. in-4 de 281 p., avec 28 pl. chromolithographiées, cart.. 35 fr.

— **Echelles optométriques et chromatiques** pour mesurer l'acuité de la vision, les limites du champ visuel et la faculté chromatique, accompagnées de tables synoptiques pour le choix des lunettes. 1883, in-8, 34 pl. noires et color., cart.................................... 7 fr. 50

— **Echelles portatives des caractères et des couleurs**, pour mesurer l'acuité visuelle. 2e *édition*, 1890. in-18, 38 pl., cart .... 2 fr. 50

— **Du diagnostic des maladies des yeux**, par la chromatoscopie rétinienne. 1868, 1 vol. in-8 de 207 p., avec 31 fig., une échelle chromatique comprenant 44 teintes et cinq échelles typographiques tirées en noir et en couleurs.. 7 fr.

GALEZOWSKI et DAGUENET. Diagnostic et traitement des affections oculaires. 1886, 1 vol. grand in-8........... 18 fr.

GALIEN. Œuvres anatomiques, physiologiques et médicales, traduites par le Dr Ch. DAREMBERG. Paris, 1854-1857, 2 vol. gr. in-8 de 800 p.. 20 fr.

GALISSET et MIGNON. Nouveau traité des vices rédhibitoires ou **Jurisprudence vétérinaire,** contenant la législation et les garanties dans les ventes et échanges d'animaux domestiques, la procédure à suivre, la description des vices rédhibitoires, le formulaire des expertises, procès-verbaux et rapports judiciaires, et un précis des législations étrangères. 3e *édition,* 1864, 1 vol. in-18 jésus de 542 p.... 6 fr.

GALLARD. Clinique médicale de la Pitié. 1877, 1 vol. in-8 de XLIV-636 p., avec 25 fig.................................. 10 fr.

— **Leçons cliniques sur la menstruation** et ses troubles. 1885, 1 vol. in-8 de 325 p., avec 37 fig............................. 6 fr.

— **Leçons cliniques sur les maladies des ovaires.** 1886, 1 vol. in-8 de 461 p., avec 47 fig................................... 8 fr.

— **De l'avortement** au point de vue médico-légal. 1878, in-8, 135 p. 3 fr.

GALLOIS (E.). Manuel de la sage-femme et de l'élève sage-femme, par E. GALLOIS, professeur à l'Ecole de médecine de Grenoble. 1886, 1 vol. in-18, de 640 p , avec fig................................ 6 fr.

GALLOIS (N.). Formulaire de l'Union médicale. Douze cents formules favorites des médecins français et étrangers. 4e *édition,* 1888, 1 vol. in-32 de XXVIII-662 p., cart.......................... 3 fr. 50

GALOPEAU. Manuel du pédicure ou l'Art de soigner les pieds, par GALOPEAU. 1877, 1 vol. in-18 de 132 p , avec 28 fig.............. 2 fr.

GAUJOT et SPILLMANN (E.). Arsenal de la chirurgie contemporaine. Description, mode d'emploi et appréciation des appareils et instruments en usage pour le diagnostic et le traitement des maladies chirurgicales, l'orthopédie, la prothèse, les opérations simples, générales, spéciales et obstétricales. 1867-1772, 2 vol. in-8, avec 1437 fig.... 32 fr.

GAUTIER (A.). La sophistication des vins, méthodes analytiques et procédés pour reconnaître les fraudes, par A. GAUTIER, professeur de la Faculté de médecine. 3e *édition,* 1884, 1 vol. in-18 jésus de 268 p., avec une planche comprenant 53 tons de vins................ 4 fr. 50

GAUTIER (L.-M.). Les champignons, considérés dans leurs rapports avec la médecine, l'hygiène publique et privée, l'agriculture, l'industrie, et description des principales espèces, comestibles, suspectes et vénéneuses de la France. 1884, 1 vol. grand in-8 de 508 p., avec 16 pl. chromolithographiées et 195 fig..................................... 24 fr.

GAUTRELET. Urines, Dépôts, Sédiments, Calculs. Applications de l'analyse urologique à la séméiologie médicale, par E. GAUTRELET, secrétaire de la Société de médecine pratique, etc. Avec une préface de M. le Dr LÉCORCHÉ, professeur agrégé à la Faculté de médecine de Paris. 1889, 1 vol. in-18 jésus, avec 80 fig............................ 6 fr.

GAVOY. L'Encéphale, description iconographique du cerveau, du cervelet et du bulbe. 1886, 1 vol. in-4 de 200 pl. et 1 atlas de 59 pl. en glyptographie. Ensemble, 2 vol., cart............................ 100 fr.

GELLE. Précis des maladies de l'oreille, comprenant l'anatomie, la physiologie, la pathologie, la thérapeutique, la prothèse, l'hygiène, la médecine légale, la surdité et la surdi-mutité et les maladies du pharynx et des fosses nasales. 1885, 1 vol. in-18 de 708 p., avec 157 fig..... 9 fr.

GERMAIN (DE SAINT-PIERRE). Nouveau Dictionnaire de botanique, comprenant la description des familles naturelles, les propriétés médicales et les usages économiques des plantes, la morphologie et la biologie des végétaux. 1870, 1 vol. in-8 de XVI-1388 p., avec 1640 fig...... 25 fr.

GIGOT-SUARD. L'herpétisme, pathogénie, manifestations, traitement, pathologie expérimentale et comparée. 1870, 1 vol. gr. in-8 de 468 p. .... 8 fr.

GILLETTE. Chirurgie journalière des hôpitaux de Paris, répertoire de thérapeutique chirurgicale. 1878, 1 vol. in-8 de XVI-772 p., avec 662 fig., cart .... 12 fr.

— **Clinique chirurgicale des hôpitaux de Paris.** 1877, 1 vol. in-8 de 324 p., avec fig .... 5 fr.

GIRARD (M.). **Les insectes. Traité élémentaire d'Entomologie,** comprenant l'histoire des espèces utiles et leurs produits, des espèces nuisibles et des moyens de les détruire, l'étude des métamorphoses et des mœurs, les procédés de chasse et de conservation, par Maurice Girard, président de la Société entomologique de France. 1873-1885. 3 vol. in-8, avec atlas de 118 pl., Fig. noires, 100 fr. — Fig. colo. 170 fr.

GIRAUD-TEULON (F.). **La vision et ses anomalies,** cours théorique et pratique sur la physiologie et les affections fonctionnelles de l'appareil de la vue. 1881, 1 vol. gr. in-8, de 936 p., avec 117 fig. . 20 fr.

GIROD. Manipulations de botanique. Guide pour les travaux d'histologie végétale par Paul Girod, professeur à la Faculté des Sciences de Clermont-Ferrand. 1887, 1 vol. gr. in-8, avec 20 pl., cart .... 7 fr.

— **Manipulations de zoologie,** guide pour les travaux pratiques de dissection. Animaux invertébrés, par le Dr P. Girod, professeur à la Faculté des sciences de Clermont. 1889, 1 vol. gr. in-8, avec 25 pl. en noir et en coul., cart .... 10 fr.

GODRON (D.-A.). **De l'espèce et des races dans les êtres organisés,** et spécialement de l'unité de l'espèce humaine. 2e *édition*, 1872, 2 vol. in-8 .... 12 fr.

GOFFRES. Précis iconographique de bandages, pansements et appareils. *Nouveau tirage*, 1887, 1 vol. in-18 jésus de 596 p., avec 81 pl., fig. color., cart .... 36 fr.

Figures noires, cartonné .... 18 fr.

GORDON. Traité expérimental d'électricité et de magnétisme précédé d'une introduction par M. A. Cornu (de l'Institut). 1881, 2 vol. in-8, ensemble 1 332 p., avec 371 fig. et 58 pl. noires et col ..... 35 fr.

GOYAU. Traité pratique de maréchalerie, comprenant le pied du cheval, la maréchalerie, la ferrure appliquée aux divers genres de service, la médecine et l'hygiène du pied. 3e *édition*. 1890, 1 vol. in-18 de 528 p., avec 364 figures .... 8 fr.

GRAEFE. Clinique Ophtalmologique. 1866, 1 vol. in-8, avec 21 figures .... 8 fr.

GRIESINGER et VALLIN. Traité des maladies infectieuses. Maladies des marais, fièvre jaune, maladies typhoïdes (fièvre pétéchiale ou typhus des armées, fièvres typhoïdes, fièvre récurrente ou à rechutes, typhoïde bilieuse, peste), choléra. 2e *édition* revue et annotée par le Dr E. Vallin, 1877, 1 vol. in-8 de XXII-742 p .... 10 fr.

GRISOLLE. Traité de la pneumonie. 1864, 1 vol. in-8 ..... 9 fr.

GROSS, ROHMER et VAUTRIN. Nouveaux éléments de pathologie et de clinique chirurgicales, par Fr. Gross, professeur de clinique chirurgicale à la Faculté de médecine de Nancy, J. Rohmer et A. Vautrin, professeurs agrégés à la Faculté de médecine de Nancy. Tome Ier, *Maladies de la tête*. 1890. 1 vol. in-8 de 880 pages... 12 fr.

L'ouvrage formera 3 volumes

GUARDIA (J.-M.). **La médecine à travers les siècles.** Histoire et philosophie. 1865, 1 vol. in-8 de 800 p .... 10 fr.

GUBLER (A.). **Cours de thérapeutique.** 1880, 1 vol. in-8 de 600 p .... 9 fr.

GUBLER (A.) et **LABBÉE. Commentaires thérapeutiques du Codex médicamentarius** ou histoire de l'action physiologique et des effets thérapeutiques des médicaments inscrits dans la pharmacopée. 3e *édition*, revisée d'après le Codex de 1884-1885, 1 vol. gr. in-8 de 1061 p., cartonné.. 16 fr.

GUIBOURT et PLANCHON. Histoire naturelle des drogues simples. 7e *édition*, par G. Planchon, professeur à l'Ecole de pharmacie. 1876, 4 forts vol. in-8, avec 1 077 figures..................... 36 fr.

GUNTHER. Nouveau manuel de médecine vétérinaire homœopathique. 2e *édition*, 1871, 1 vol. in-18 de XXII-504 p., avec 34 figures.. 5 fr.

GUYON (F.). **Elément de chirurgie clinique,** comprenant le diagnostic chirurgical, les opérations en général, l'hygiène, le traitement des blessés et des opérés, par J.-C. Félix Guyon, professeur à la Faculté de Paris. 1873, 1 vol. in-8 de XXXVIII-672 p., avec 63 figures.............. 12 fr.

— **Leçons cliniques sur les maladies des voies urinaires,** professées à l'hôpital Necker. 2e *édition*. 1885, 1 vol. in-8, de 1000 p., avec 46 figures.. 16 fr.

— **Leçons cliniques sur les affections chirurgicales de la vessie et de la prostate.** 1888, 1 vol. gr in-8, de 1100 pages.... 16 fr.

HAHNEMANN. Exposition de la doctrine médicale homœopatique, ou Organon de l'art de guérir. 5e *édition*, 1873, 1 vol. in-8 de 640 p., avec portrait.. 8 fr.

— **Traité de matière médicale homœopathique,** comprenant les pathogénésies du Traité de matière médicale pure et du Traité des maladies chroniques. Traduit par Léon Simon, et V.-P. Léon Simon, de l'hôpital Hahnemann. 1877-1890, 4 vol. in-8.......................... 32 fr.

— **Etude de médecine homœopathique.** 1885, 2 vol. in-8.. 14 fr.

HALLOPEAU. Traité élémentaire de pathologie générale comprenant la pathogénie et la physiologie pathologique, par H. Hallopeau, professeur agrégé à la Faculté de médecine. 3e *édition*, 1890, 1 vol. in-8 de 800 p., avec 180 figures.............................. 12 fr.

HAMILTON (H.). **Traité pratique des fractures et des luxations.** Traduit et augmenté de nombreuses additions par G. Poinsot, professeur agrégé à la Faculté de médecine de Bordeaux. 1884, 1 vol. gr. in-8 de 1,284 p., avec 514 figures.............................. 24 fr.

HAMMOND et LABADIE-LAGRAVE. Traité des maladies du système nerveux comprenant les maladies du cerveau, les maladies de la moelle et de ses enveloppes, les affections cérébro-spinales, les maladies du système nerveux périphérique et les maladies toxiques du système nerveux. Traduction française, augmentée de notes et d'un appendice par le Dr F. Labadie-Lagrave. 1879, 1 vol. gr. in-8 de XXIV-1 300 p., avec 116 fig., cart.. 22 fr.

HARDY (Alfred). **Traité pratique et descriptif des maladies de la peau,** par Alfred Hardy, professeur à la Faculté de médecine de Paris, 1886. 1 vol. in-8, avec fig., cart.............................. 18 fr.

HARRIS, AUSTEN et ANDRIEU. Traité théorique et pratique de l'art du dentiste. 1884. 1 vol. in-8 de 1 200 p., avec figures, cartonné.. 20 fr.

HERAUD. Nouveau dictionnaire des plantes médicinales, description, habitat et culture, récolte, conservation, partie usitée, composition chimique, formes pharmaceutiques et doses, action physiologique, usages dans le traitement des maladies. 2e *édition*, 1884, 1 vol. in-18, de 620 p., avec 273 figures, cartonné.................................. 6 fr.

HÉRAUD. Jeux et récréations scientifiques, applications usuelles des mathématiques de la physique, de la chimie et de l'histoire naturelle. 1884, 1 vol. in-18 jésus de 636 p., avec 294 figures, cart......... 6 fr.

HERING. Médecine homœopathique domestique. Traduction nouvelle par Léon SIMON. 6e *édition*, 1873, 1 vol. in-12, XXII-756 p., avec 169 figures, cartonné... 7 fr.

HIPPOCRATE. Œuvres complètes, traduction nouvelle avec le texte en regard suivie d'une table des matières, par E. LITTRÉ. Ouvrage complet. Paris, 1839-1861, 10 vol. in-8 de 700 p., chacun...... 100 fr.

HIRSCHEL. Guide du médecin homœopathe au lit du malade, et répertoire de thérapeutique homœopathique. Traduction par V.-Léon SIMON. 2e *édition*, 1874, 1 vol. in-18 jésus de XXIV-540 p........... 5 fr.

HOLMES (T.). **Thérapeutique des maladies chirurgicales des enfants.** 1870, 1 vol., in-8 de 917 p., avec 330 figures......... 15 fr.

HORTOLÈS (CH.). **Etude de processus histologique des néphrites.** 1881, gr. in-8, 182 p., avec figures et 5 pl. coloriées... 6 fr.

HUGHES (R.). **Action des médicaments homœopathiques,** ou éléments de pharmaco-dynamique traduit de l'anglais et annoté par le docteur I. GUÉRIN-MÉNÉVILLE. 1874, 1 vol. in-18 jésus de XVI-647 p. 6 fr.

— **Manuel de thérapeutique** selon la méthode de HAHNEMANN. Traduit par I. GUÉRIN-MÉNÉVILLE. 1881, 1 vol. in-18 jés., XVI-668 p. 6 fr.

HUGUIER. Mémoire sur les allongements hypertrophiques du col de l'utérus dans les affections désignées sous les noms de *descente*, de *précipitation de cet organe*, et sur leur traitement. 1860, in-4, 231 p., avec 13 planches lithographiées......................... 15 fr.

— **De l'hystérométrie** et du cathérisme utérin, de leurs applications au diagnostic et au traitement des maladies de l'utérus. 1865, 1 vol. in-8 de 400 p., avec 4 planches.. 6 fr.

HURTREL D'ARBOVAL. Dictionnaire de médecine, de chirurgie et d'hygiène vétérinaires. Edition entièrement refondue et augmentée de l'exposé des faits nouveaux observés par les plus célèbres praticiens français et étrangers, par A. ZUNDEL, vétérinaire supérieur d'Alsace-Loraine. 1877, 3 vol. grand in-8 à deux colonnes, avec 1600 figures... 60 fr.

JACQUEMET. Étude des ipécacuanhas. 1890, 1 vol. in-8 de 300 p., avec pl... 12 fr.

JAHR. Principes et règles qui doivent guider dans la pratique de l'Homœopathie. Exposition raisonnée des points essentiels de la doctrine médicale de HAHNEMANN. 1857, 1 vol. in-8 de 528 p..... 7 fr.

— **Du traitement homœopathique des maladies des Organes de la Digestion.** 1859, 1 vol. in-18 jésus de 520 p............ 6 fr.

JAMMES (L.). **Manuel des étudiants en pharmacie.** 1886, 2 vol. in-18 avec figures.. 10 fr.

JEANNEL (J.) **Formulaire officinal et magistral, international,** comprenant environ 4,000 formules tirées des Pharmacopées légales de la France et de l'étranger ou empruntées à la pratique des thérapeutistes et des pharmacologistes, avec les indications thérapeutiques, les doses des substances simples et composées, le mode d'administration, l'emploi des médicaments nouveaux, etc., suivi d'un mémorial thérapeutique. 4e *édition*, en concordance avec le Codex medicamentarius de 1884 et le Formulaire des hôpitaux militaires de 1884. 1887, 1 vol. in-18 de XVI-1044 p., cart.. 6 fr. 50

— **De la prostitution dans les grandes villes, au dix-neuvième siècle,** et de l'extinction des maladies vénériennes. 2e *édition*, 1874, 1 vol. in-18 de 658 p., avec figures................................ 5 fr.

JEANNEL (Maurice). **Arsenal du diagnostic médical,** mode d'emploi et appréciation des instruments d'exploration employés en séméiologie et en thérapeutique, avec les applications au lit du malade. 1877. 1 vol. in-8 de XVI-440 p., avec 262 fig. .... 7 fr.

— **L'infection purulente ou pyohémie.** 1880, 1 vol. in-8.. 7 fr.

JOBERT. De la réunion en chirurgie. 1864, 1 vol. in-8 XVI-720 p., 7 pl. dessinées d'après nature, gravées en taille-douce et color. 12 fr.

JOUSSET (P.). **Éléments de médecine pratique,** contenant le traitement homœopathique de chaque maladie. 2e *édition*, 1877, 2 vol. in-8. .... 15 fr.

— **Traité élémentaire de matière médicale** expérimentale et de térapeuthique positive. 1884, 2 vol. in-8 .... 18 fr.

— **Leçons de clinique médicale.** 1877, 1 vol. gr. in-8, XI-552 p. 7 fr. 50

— **Nouvelles leçons de clinique médicale.** 1886, 1 vol. gr. in-8. .... 9 fr.

JOUSSET (Marc). **Des maladies de l'enfance,** description et traitement homœopathique. 1888, in-18 de 445 p. .... 4 fr.

JULLIEN (Louis). **Traité pratique des maladies vénériennes,** par le Dr L. Jullien, chirurgien de St-Lazare. 2e *édition*, 1886, 1 vol. gr. in-8 de 1260 p., avec 246 figures. .... 20 fr.

JUNGFLEISCH (E.). **Manipulations de chimie,** guide pour les travaux pratiques de chimie. 1886, 1 vol. gr. in-8 de 1 240 p., avec 372 figures, cartonné. .... 20 fr.

KELSCH et KIENER. Traité des maladies des pays chauds, par les Drs Kelsch et Kiener, professeurs à l'École du Val de Grâce. 1889, 1 vol. gr. in-8 de 908 pages, avec 6 planches chromolithographiées et 36 fig. .... 24 fr.

KIENER (L.-C.). **Species générale et iconographie des coquilles vivantes,** comprenant la collection du Muséum d'histoire naturelle de Paris, la collection Lamarck et les découvertes récentes des voyageurs, par L.-C. Kiener, continuée par le Dr Fischer, aide-naturaliste au Muséum d'histoire naturelle. 1837-1886, 12 vol. in-8, avec 902 pl. col .... 900 fr.

— Le même, 12 vol. in-4, avec 902 pl. col. .... 1800 fr.

L'ouvrage est complet en 165 livraisons. Prix de chacune avec 6 pl. color. in-8, 6 fr. — In-4. .... 12 fr.

On peut acquérir chaque famille, chaque genre séparément.

KUSS et DUVAL. Voy. Duval (Mathias).

KUSSMAUL. Les troubles de la parole. Introduction par le professeur Benjamin Ball. 1884, 1 vol. in-8 de 375 p. .... 7 fr.

LABOULBÈNE. Nouveaux éléments d'anatomie patologique. descriptive et histologique. 1879, 1 vol. gr. in-8 de 930 p., avec 297 fig., cartonné. .... 20 fr.

LAVERAN (A.). **Nature parasitaire des accidents de l'impaludisme,** description d'un nouveau parasite, trouvé dans le sang des malades atteints de fièvre palustre. 1881, in-8, 101 p., avec 2 pl. 3 fr. 50

LAVERAN et TEISSIER. Nouveaux éléments de pathologie médicale, par A. Laveran, professeur à l'École de médecine militaire du Val-de-Grâce, et J. Teissier, professeur à la Faculté de médecine de Lyon. 3e *édition*, 1888, 2 vol. in-8 de 1700 p., avec figures. .... 20 fr.

LAYET. Hygiène des professions et des industries, précédée d'une étude générale des moyens de prévenir et de combattre les effets nuisibles de tout travail professionnel. 1875, 1 volume in-12 de XIV-560 pages. .... 5 fr.

LEBEC. Précis de médecine opératoire. Aide-mémoire de l'élève et du praticien, par le Dr Ed. LEBEC, prosecteur de l'amphithéâtre des hôpitaux de Paris. 1885, 1 vol. in-18 de 468 p., avec 410 fig........ 6 fr.

LEBERT. Traité d'Anatomie pathologique générale et spéciale, ou Description et iconographie pathologique des affections morbides, tant liquides que solides, observées dans le corps humain. *Ouvrage complet.* 1855-1861, 2 vol. in-fol. de texte, et 2 vol. in-fol., comprenant 200 pl, dessinées d'après nature, grav. et color.......... 615 fr.

LEFÈVRE (J.). **Dictionnaire d'électricité** et de magnétisme, comprenant les applications scientifiques et industrielles, illustré de figures intercalées dans le texte, avec la collaboration de professeurs, d'ingénieurs et d'industriels. 1890, 1 vol. gr. in-8 de 1000 pages, avec 1,000 fig. En vente : 1er fascicule.......................... 5 fr.

LEFORT (P.). **Manuel du doctorat en médecine. Aide-mémoire d'anatomie à l'amphithéâtre,** de dissection et de découvertes anatomiques. (2e examen.) 1 vol. in-18 de 272 p., cart............... 3 fr.

— **Aide-mémoire d'histologie,** d'anatomie et d'embryologie (2e examen). 1 vol. in-18 de 272 p., cart......................... 3 fr.

— **Aide-mémoire de thérapeutique** de matière médicale et de pharmacologie (4e examen). 1 vol. in-18 de 272 p., cart............. 3 fr.

— **Aide-mémoire d'hygiène et de médecine légale** (4e examen). 1 vol. in-18 de 272 p., cart.................................. 3 fr.

LEFORT (JULES). **Traité de chimie hydrologique** comprenant des notions générales d'hydrologie et l'analyse chimique des eaux douces et des eaux minérales. 2e *édition,* 1873, 1 vol. in-8. 798 p., avec 50 fig. et une pl. chromolithographiée.............................. 12 fr.

LEGOUEST. Traité de Chirurgie d'armée. 2e *édition,* 1872, 1 vol. in-8 de 800 p., avec 149 fig................................ 14 fr.

LEGRAND du SAULLE. Les hystériques, état physique et état mental, actes insolites, délictueux et criminels. 2e *édition,* 1882, 1 vol. in-8 de 625 p.. 8 fr.

LETIEVANT. Traité des sections nerveuses, physiologie pathologique, indications, procédés opératoires. 1873, 1 vol. in-8, de 548 p., avec 20 fig... 8 fr.

LEUDET. Clinique médicale de l'Hôtel-Dieu de Rouen. 1874, 1 vol. in-8 de 650 p.. 8 fr.

LEURET et GRATIOLET. Anatomie comparée du système nerveux considéré dans ses rapports avec l'intelligence. 1839-1857, 2 vol. in-8 et atlas de 32 pl. in-fol. Fig. noires............... 48 fr.
Figures coloriées... 96 fr.

LÉVY (MICHEL). **Traité d'hygiène publique et privée.** 6e *édition,* 1879, 2 vol. gr. in-8, ensemble 1900 p., avec fig............. 20 fr.

LEYDEN (E.). **Traité clinique des maladies de la moelle épinière,** par E. LEYDEN, professeur de clinique médicale à l'Université de Berlin. 1879, 1 vol. gr. in-8 de 850 p.................... 14 fr.

LITTRÉ. Dictionnaire de Médecine, de Chirurgie, de Pharmacie, de l'Art vétérinaire et des sciences qui s'y rapportent, avec la synonymie grecque, latine, allemande, anglaise, italienne, espagnole. 16e *édition,* mise au courant des sciences médicales et biologiques et de la pratique journalière, augmentée de six nouveaux glossaires, par E. LITTRÉ, membre de l'Académie française et de l'Académie de médecine. 1886, 1 vol. gr. in-8, de 1800 p., à 2 col., avec 550 fig.............. 20 fr.

— **Atlas populaire de Médecine, de Chirurgie, de Pharmacie, de l'Art vétérinaire** et des sciences qui s'y rapportent, pouvant servir de complément à tous les dictionnaires de médecine. 1885, 1 vol. gr. in-8, 48 pl., conprenant 196 fig., cart..................... 5 fr.

LITZMANN. L'accouchement dans les rétrécissements du bassin. 1889. 1 vol. gr. in-8 ... 7 fr.

LIVON (Ch.). **Manuel de vivisections,** par Ch. Livon, professeur à l'École de médecine de Marseille. 1882, 1 vol. in-8 de 343 p., avec 119 fig. noires et col ... 7 fr.

LOMBARD. Traité de climatologie médicale, comprenant la météorologie médicale et l'étude des influences du climat sur la santé, par le Dr H.-C. Lombard, de Genève. 1877-1879, 4 vol. in-8 ... 40 fr.

— **Atlas de la distribution géographique des principales maladies** dans ses rapports avec les climats. 1880, 1 vol. in-4 de 25 cartes imprimées en couleurs, avec texte explicatif, cart ... 12 fr.

— **Les stations sanitaires au bord de la mer et dans les montagnes,** les stations hivernales, choix d'un climat pour prévenir ou guérir les maladies. 1880, in-8, 92 p ... 2 fr.

LORAIN. Le choléra observé à l'hôpital Saint-Antoine. 1868, 1 vol. gr. in-8 de 300 p., avec graphiques ... 7 fr.

— **Le Pouls, ses variations et ses formes diverses dans les maladies.** 1870, 1 vol. gr. in-8 de 372 p., avec 488 fig ... 10 fr.

— **De la température du corps humain** et de ses variations dans les diverses maladies. Publication faite par les soins du professeur Brouardel. 1878, 2 vol. in-8, avec fig. et portrait ... 30 fr.

LUBBOCK. La vie des plantes. 1889, 1 vol. in-8 de 320 p., avec 270 fig ... 6 fr.

LUTON. Études de thérapeutique générale et spéciale, avec application aux maladies les plus usuelles, par A. Luton, professeur à l'École de médecine de Reims. 1882, 1 vol. in-8 de 472 p ... 6 fr.

LUYS (J.). **Iconographie photographique des centres nerveux.** 2e tirage. 1890, 1 vol. gr. in-4, de texte et d'explication des planches avec atlas de 70 photogr. et 65 schémas lithogr., cart. en 2 vol ... 100 fr.

— **Petit atlas photographique du système nerveux. Le cerveau.** 1888, 1 vol. in-8, avec 24 héliogravures, cart ... 12 fr.

— **Études de physiologie et de pathologie cérébrales.** Des actions réflexes du cerveau. 1874, 1 vol. gr. in-8 de XII-288 p., avec 2 pl. 5 fr.

LYELL. L'Ancienneté de l'homme, prouvées par la géologie, et remarques sur les théories relatives à l'origine des espèces par variation. 2e *édition* française, revue et corrigée par Hamy, suivi d'un **Précis de Paléontologie humaine,** par Hamy. 1870, 1 vol. in-8, de 960 p., avec 183 fig., cart ... 16 fr.

MACÉ (E.). **Traité pratique de Bactériologie,** par E. Macé, professeur agrégé chargé du cours d'histoire naturelle médicale à la Faculté de médecine de Nancy. 1889, 1 vol. in-16 de 714 p., avec 173 fig. 8 fr.

— **Les substances alimentaires étudiées au microscope.** 1890, 1 vol. in-8 de 600 p., avec 200 fig.

MAGITOT (E.). **Mémoire sur les tumeurs du périoste dentaire** et sur l'ostéo-périostite alvéolo-dentaire. 2e *édition*, 1813, in-8, avec 1 pl ... 3 fr.

MAHÉ. Manuel pratique d'hygiène navale. 1874. 1 vol. in-18 de XV-451 p., cart ... 3 fr. 50

— **Programme de séméiotique et d'étiologie pour l'étude des maladies exotiques et principalement des maladies des pays chauds.** 1879, 1 vol. in-8 de 428 p ... 7 fr.

MALPERT-NEUVILLE (R.). **Examen bactériologique des eaux naturelles.** 1887, in-8, avec 32 fig ... 2 fr.

MARTIN (F.). **Les cimetières de la crémation,** étude historique et critique. 1881, in-8, 182 p ... 5 fr.

MARTIN SAINT-ANGE. Iconographie pathologique de l'œuf humain fécondé, en rapport avec l'étiologie de l'avortement. 1884, in-4, 188 p., avec 19 pl. chromo-lithogr. .... 35 fr.

MARTINS (Ch.). **Du Spitzberg au Sahara.** Étapes d'un naturaliste au Spitzberg, en Laponie, en Écosse, en Suisse, en France, en Italie, en Orient, en Égypte et en Algérie. 1886, 1 vol. in-8, de XVI-620 p., avec 16 pl. .... 10 fr.

MARVAUD (Angel). **Les aliments d'épargne** : alcool et boissons aromatiques, café, thé, coca, cacao, maté. 1874, 1 vol. in-8 de 504 p. 6 fr.

— **Le sommeil et l'insomnie,** étude physiologique, clinique et thérapeutique. 1881, in-8, 137 p. .... 3 fr. 50

MASSELON. Précis d'ophthalmologie chirurgicale, par le docteur Masselon, chef de clinique de M. Wecker. 1886, 1 vol. in-18 jésus, avec 118 figures. .... 6 fr.

MAURIAC (Ch.). **Leçons sur les maladies vénériennes,** professées à l'hôpital du Midi par Ch. Mauriac, médecin de l'hôpital du Midi. *Syphilis primitive et syphilis secondaire* 1883, 1 vol. in-8, 1072 p. 18 fr.

— **Nouvelles leçons sur les maladies vénériennes,** professées à l'hôpital du Midi. 1890. *Syphilis tertiaire et syphilis héréditaire.* 1 vol. in-8, 1,168 p. .... 20 fr.

MAYER. Des rapports conjugaux, considérés sous le triple point de vue de la population, de la santé et de la morale publique. 8ᵉ *édition*, 1884, 1 vol. in-18 jésus de 370 p. .... 3 fr.

MEUNIER (St.). **Géologie des environs de Paris.** 1875, 1 vol. in-8 de 530 p., avec 112 fig. .... 10 fr.

MIARD (A.). **Des troubles fonctionnels et organiques de l'amétropie et de la myopie,** en particulier de l'accommodation binoculaire et ciliaire dans les vices de la réfraction. 1873, 1 vol. in-8... 7 fr.

MOITESSIER. La Photographie appliquée aux recherches micrographiques. 1866, 1 vol. in-18 jésus, avec 41 figures... 7 fr.

MOQUIN-TANDON. Éléments de Botanique médicale, contenant la description des végétaux utiles à la médecine et des espèces nuisibles à l'homme, vénéneuses ou parasites. 3ᵉ *édition*, 1875, 1 vol. in-18 jésus, avec 128 fig. .... 6 fr.

— **Histoire naturelle des Mollusques terrestres et fluviatiles de France.** 1855, 2 vol gr. in-8 de 450 p., avec un atlas de 54 pl. Figures noires. 42 fr. — Figures coloriées. .... 66 fr.

MORACHE. Traité d'hygiène militaire. 2ᵉ *édition* entièrement remaniée, mise au courant des progrès de l'hygiène générale et des nouveaux règlements de l'armée. 1886, 1 vol. in-8 de 936 p., avec 173 figures .... 15 fr.

MOREL (Ch.). **Traité élémentaire d'histologie humaine,** normale et pathologique, précédé d'un exposé des moyens d'observer au microscope. 3ᵉ *édition*, 1880, 1 vol. in-8 de 418 p., avec atlas de 36 planches dessinées d'après nature par A. Villemin. .... 16 fr.

NAEGELÉ et GRENSER. Traité pratique de l'art des accouchements, traduit, annoté et mis au courant des progrès de la science, par G.-A. Aubenas, professeur à la Faculté de médecine de Strasbourg. Introduction par J.-A. Stoltz, doyen de la Faculté de médecine de Nancy. 2ᵉ *édition*, 1880, 1 vol. in-8 de 800 p., avec 1 pl. et 207 fig.... 12 fr.

NOTHNAGEL et ROSSBACH. Nouveaux éléments de matière médicale et de thérapeutique, exposé de l'action physiologique et thérapeutique des médicaments, par H. Nothnagel et M.-J. Rossbach, précédé d'une introduction par Ch. Bouchard, professeur à la Faculté de médecine de Paris, membre de l'Institut. 2ᵉ *édition*, 1889, 1 vol. gr. in-8 de 920 pages. .... 16 fr.

NUSSBAUM (J. de). **Le pansement antiseptique**, ses principes, ses nouvelles méthodes. 1888, 1 vol. in-18 de 360 p................ 5 fr.

ORIBASE. Œuvres, texte grec, traduit en français, avec une introduction, des notes, des tables et des planches, par les docteurs BUSSEMAKER, DAREMBERG et A. MOLINIER. 1851-1876, 6 vol. in-8 de 700 p. chacun 72 fr.

OZANAM. La circulation et le pouls, histoire, physiologie, séméiotique, indications thérapeutiques. 1886, 1 vol. gr. in-8, 1,060 p., avec portraits et 493 figures.................................. 20 fr.

PARSEVAL (LUD). **Observations pratiques** de Samuel HAHNEMANN, et Classification de ses recherches sur les **propriétés caractéristiques des médicaments**. 1857-1860, 1 vol. in-8 de 400 p........... 6 fr.

PAULET et LEVEILLÉ. Iconographie des Champignons, de PAULET. Recueil de 217 planches dessinées d'après nature, gravées et coloriées, accompagné d'un texte nouveau présentant la description des espèces figurées, leur synonymie, l'indication de leurs propriétés utiles ou vénéneuses, l'époque et les lieux où elles croissent par J.-H. LÉVEILLÉ. 1855, 1 vol. in-folio, avec 217 pl. col., cartonné............. 170 fr.

PENARD (L.) **et ABELIN. Guide pratique de l'Accoucheur et de la Sage-Femme.** 7e *édition*, 1889, 1 vol. in-18 de 712 p., avec 207 fig., cart.. 6 fr.

PERRET (S.). **Clinique médicale de l'Hôtel-Dieu de Lyon.** 1887, 1 vol., in-8, 504 p.. 8 fr.

PERRIER. Éléments d'anatomie comparée. 1890, 1 vol. gr. in-8 de 800 p., avec 500 fig.

PERTUS. Traité des maladies du chien, précédé d'une description des races et de l'âge. 1885, in-18........................... 1 fr. 50

PETER (MICHEL). **Traité clinique et pratique des maladies du cœur** et de la crosse de l'aorte, par Michel PETER, professeur à la Faculté de médecine de Paris, médecin de l'hôpital de la Charité. 1883, 1 volume in-8 de 844 pages, avec figures et 4 pl. chromolith.... 18 fr.

— Voy. TROUSSEAU et PETER, *Clinique médicale*.

PICARD. Maladies de la prostate. 1 vol. in-8............. 8 fr.

— **Maladies de l'urèthre**, 1 vol. in-8......................... 8 fr.

— **Maladies de la vessie**, 1 vol. in-8......................... 8 fr.

PICTET. Traité de paléontologie. 2e *édition*, 1853-1857, 4 volumes in-8, avec atlas de 110 pl., gr. in-4, cart.................. 80 fr.

PRODHOMME. Atlas Manuel d'Anatomie descriptive du corps humain. 1890, un vol. in-18 jésus contenant 135 pl. dessinées et gravées par l'auteur, avec texte explicatif en regard, cartonné.......... 10 fr.

PROST-LACUZON. Formulaire homœopathique usuel ou Guide homœopathique pour traiter soi-même les maladies, 6e *édition*, 1889, 1 vol. in-18 jésus de 583 pages..................................... 6 fr.

QUATREFAGES. Hommes fossiles et hommes sauvages. Études d'anthropologie comparée par A. DE QUATREFAGES membre de l'Institut, professeur au Muséum d'histoire naturelle. 1883, 1 vol. gr. in-8. de 640 pages, avec 206 fig. et une carte.................. 15 fr.
Relié en toile, fers spéciaux...................................... 18 fr.

QUATREFAGES et HAMY. Les Crânes des races humaines, décrits et figurés d'après les collections du Muséum d'histoire naturelle de Paris, de la Société d'Anthropologie de Paris et les principales collections de la France et de l'Étranger, 1881, 1 vol. in-4 de 500 p., avec figures et 1 atlas de 100 pl. lith., cartonné.......................... 160 fr.

L'ouvrage est complet en 11 livraisons, chacune de 5 à 6 feuilles de texte et 10 pl. — Prix de chaque livraison......................... 14 fr.

RACLE. Traité de diagnostic médical. Guide clinique pour l'étude des signes caractéristiques des maladies, contenant un Précis des procédés physiques et chimiques d'exploration clinique. 16ᵉ *édition*, par Ch. Fernet et I. Straus, médecins des hôpitaux, professeurs à la Faculté de médecine de Paris. 1878, 1 vol. in-18 jésus de xii-860 p., avec 99 fig. cartonné.. 8 fr.

RANVIER (L.). Leçons d'anatomie générale, faites au collège de France. *Appareils nerveux terminaux des muscles de la vie organique* : cœurs sanguins, cœurs lymphatiques, œsophage, muscles lisses. 1880, 1 vol. in-8 de vii-536 p., avec figures et tracés............ 10 fr.

— *Terminaisons nerveuses sensitives, cornée.* 1881, 1 vol. in-8 de xx-447 pages, avec figures.. 10 fr.

RAPHAEL. Etudes pratiques sur la diphtérie et le choléra. 1889, 1 vol. in-18 de 276 p.................................. 4 fr.

REDARD (Paul). Traité de thermométrie médicale comprenant les abaissements de la température, l'algidité centrale et la thermométrie locale. 1885, 1 vol. in-8 de 700 p., avec 200 fig................ 12 fr.

— **Examen de la vision chez les employés de chemins de fer.** 1880, in-8, 64 p., avec 4 pl. coloriées......................... 4 fr.

REMAK. Galvanothérapie, ou de l'application du courant galvanique constant au traitement des maladies nerveuses et musculaires. 1860, 1 vol. in-8 de 467 p... 7 fr.

RENOUARD. Lettres philosophiques et historiques sur la médecine au XIXᵉ siècle. 3ᵉ *édit.* 1861, 1 vol. in-8 de 240 p. 3 fr. 50

REUSS (L.). La prostitution en France et à l'étranger. 1889, 1 vol. in-8 de 690 pages.................................. 7 fr. 50

RÉVEIL. Formulaire raisonné des Médicaments nouveaux et des médications nouvelles. 2ᵉ *édition*, 1865, 1 vol in-18 jésus de xii-608 p., avec fig.. 6 fr.

RIANT. Hygiène du cabinet de travail. 1883, 1 vol. in-18 de 182 p... 2 f. 50

RIBES. Traité d'Hygiène thérapeutique, ou Application des moyens de l'hygiène au traitement des maladies. 1860, 1 vol. in-8 de 828 p... 10 fr.

RICHARD (David). Histoire de la génération chez l'homme et chez la femme. 2ᵉ *édition*, 1889, 1 vol. in-8 de 350 p., avec 8 pl. col., cart 10 fr.

— **Histoire de la génération** chez l'homme et chez la femme. 2ᵉ *édition* 1883, 1 vol. in-18 jésus de 360 p., avec fig.................. 3 fr. 50

RICHARD (E.). La prostitution à Paris. 1890, 1 vol. in-18 de 320 pages... 3 fr. 50

RICORD. Lettres sur la Syphilis. 3ᵉ *édition*, 1863, 1 vol. in-18 jésus de vi-558 pages... 4 fr.

RINDFLEISCH (E.). Eléments de pathologie par E. Rindfleisch, professeur à l'Université de Wurzbourg, trad. de l'allemand par J. Schmitt, professeur agrégé à la Faculté de médecine de Nancy, avec une préface par le professeur Bernheim. 1886, 1 vol. in-8 de 395 p......... 6 fr.

— **Traité d'histologie pathologique.** 2ᵉ *édition française*. Traduit sur la sixième édition allemande et annoté par F. Gross, professeur à la Faculté de médecine de Nancy et Schmitt, professeur agrégé. 1888, 1 vol. gr. in-8 de 880 pages, avec 356 figures......................... 15 fr.

ROBIN (Albert). Des troubles oculaires dans les maladies de l'encéphale. 1880, 1 vol. in-8 de 601 p., avec 46 fig. et 1 pl. lith. 9 fr.

ROBIN (Ch.). **Traité du microscope**, et des injections, de leur emploi, de leurs applications à l'anatomie humaine et comparée à la physiologie, la pathologie médico-chirurgicale, à l'histoire naturelle animale et végétale et à l'économie agricole. 2° *édition*, 1877, 1 vol. in-8 de 1101 p., avec 336 fig., cart.. 20 fr.

— **Leçons sur les humeurs** normales et morbides du corps de l'homme. 2° *édition*, 1874, 1 vol. in-8, de 1008 p., avec 35 fig............ 18 fr.

— **Anatomie et physiologie cellulaires**, ou des cellules animales et végétales, du protoplasma et des éléments normaux et pathologiques qui en dérivent. 1873. 1 vol. in-8 de 640 p., avec 83 fig........... 16 fr.

— **Programme du cours d'Histologie**. 2° *édition*, 1870, 1 vol. in-8, de XL-416 p.. 6 fr.

ROBIN (Ch.) et **VERDEIL**. **Traité de Chimie anatomique et physiologique**, normale et pathologique ou des principes immédiats normaux et morbides qui constituent le corps de l'homme et des mammifères. 1853, 3 volumes in-8, avec atlas de 45 pl. color......... 36 fr.

ROCHARD. **Histoire de la chirurgie française au XIX° siècle**, étude historique et critique sur les progrès faits en chirurgie et dans les sciences qui s'y rapportent, depuis la suppression de l'Académie royale de chirurgie jusqu'à l'époque actuelle, par le docteur J. Rochard, inspecteur du service de santé de la marine. 1875, 1 vol. in-8 de XVI-809 p.. 12 fr.

ROUBAUD (Félix). **Traité de l'impuissance et de la stérilité** chez l'homme et chez la femme, comprenant l'exposition des moyens recommandés pour y remédier. 3° *édition*, 1876, 1 vol. in-8, de 804 p. 8 fr.

ROUSSEL (Th.). **Traité de la pellagre et des pseudo-pellagres**. Ouvrage couronné par l'Institut. 1866, 1 vol. in-8 de 656 p.. 10 fr.

RUFUS (d'Ephèse). **Œuvres**. Texte collationné sur les manuscrits, traduit pour la première fois en français avec une introduction. Publication commencée par le docteur Ch. Daremberg, continuée et terminée par Ch.-Emile Ruelle. 1880, 1 vol. gr. in-8 de LIV-678 p...... 12 fr.

ROUSSEAU (Emm.). **Anatomie comparée du système dentaire**, chez l'homme et chez les principaux animaux. 1839, 1 vol. gr. in-8, avec 30 planches.. 10 fr.

SAINT-GERMAIN. **Chirurgie orthopédique**. Thérapeutique des difformités congénitales ou acquises. 1883, 1 vol. in-8 de 651 p., avec 129 fig.. 9 fr.

SAUREL. **Traité de chirurgie navale**, suivi d'un Résumé de leçons sur le **service chirurgical de la flotte**, par J. Rochard. 1861, in-8 de 600 pages, avec 106 figures.............................. 8 fr.

SHACK. **La physionomie chez l'homme et chez les animaux**, dans ses rapports avec l'expression des émotions et des sentiments. 1 vol. in-8 de 450 p., avec 154 fig.................................. 7 fr.

SCHIMPER. **Traité de Paléontologie végétale**, ou la flore du monde primitif, dans ses rapports avec les formations géologiques et la flore du monde actuel, par W.-P. Schimper, professeur de géologie à la Faculté des sciences de Strasbourg. 1869-1874, 3 vol. gr. in-8, avec atlas de 110 pl. grand in-4 lith., cart.............................. 150 fr.

Science et Nature. Revue internationale illustrée des progrès de la science et de l'industrie. 1884-1885, 4 vol. gr. in-8....... 40 fr.
Reliés richement avec fers spéciaux, dorés sur tranches........ 54 fr.

SCHRIBAUX et **NANOT**. **Eléments de botanique agricole**, à l'usage des Ecoles d'agriculture, des Ecoles normales et de l'enseignement agricol départemental. 1882, 1 vol. in-18 de 328 p., avec 262 fig. 7 fr.

SEMMOLA. **Médecine vieille et médecine nouvelle**, par le Dr M. Semmola, professeur à l'Université de Naples. 1881, in-8, 109 p. .... 2 fr. 50

SERRES (E.). **Anatomie comparée transcendante. Principes d'embryogénie**, de zoogénie, de tératogénie. 1859. 1 vol. in-4 de 942 pages, avec 26 planches .... 16 fr.

SICARD (H.). **Eléments de zoologie**, par H. Sicard, prof. à la Faculté des sciences de Lyon. 1883, 1 vol. in-8, 842 p., avec 768 fig., cart. 20 fr.

SICHEL. Iconographie ophthalmologique, ou description avec figures coloriées de maladies de l'organe de la vue, comprenant l'anatomie pathologique, la pathologie et la thérapeutique médico-chirurgicales. 1852-1859, 2 vol. gr. in-4 dont 1 vol. de 840 pages de texte, et 1 vol. de 80 planches coloriées .... 172 fr. 50

SIEBOLD. Lettres obstétricales. Traduit de l'allemand, avec introduction et des notes, par J. A. Stoltz. 1866, in-18, 268 p. .... 2 fr. 50

SIGNOL. Aide-mémoire du vétérinaire. Médecine, chirurgie, obstétrique, formules, police sanitaire, jurisprudence commerciale. 1884, 1 vol. in-18 jésus de 543 pages, avec 395 fig., cart .... 6 fr.

SIMON (Léon). **Des maladies vénériennes et de leur traitement homœopathique.** 1860, 1 vol. in-18 jésus, de XII-744 p. .... 6 fr.

SIMPSON. Clinique obstétricale et gynécologique. 1874, 1 vol. gr. in-8 de 820 pages, avec fig .... 12 fr.

SOUBEIRAN. Nouveau dictionnaire des falsifications et des altérations des aliments, des médicaments et de quelques produits employés dans les arts, l'industrie et l'économie domestique ; exposé des moyens scientifiques et pratiques d'en reconnaître le degré de pureté, l'état de conservation, de constater les fraudes dont ils sont l'objet, par J.-Léon Soubeiran, professeur à l'École supérieure de pharmacie de Montpellier. 1874, 1 vol. gr. in-8 de 640 pages, avec 218 fig., cart. .. 14 fr.

TARDIEU (A.). **Médecine légale ;** attentats aux mœurs, folie, pendaison, blessures, empoisonnement, avortement, infanticide, maladies accidentelles, identité. 9 vol. in-8 .... 54 fr.

— **Etude médico-légale sur les attentats aux mœurs.** *Septième édition*, 1878, 1 vol. in-8 de 224 p., avec 5 pl. .... 5 fr.

— **Etude médico-légale sur l'avortement**, suivie d'observations et recherches pour servir à l'histoire médico-légale des grossesses fausses et simulées. 4e *édition*, 1881, 1 vol. in-8 de VII-300 pages .... 4 fr.

— **Etude médico-légale sur la folie.** 2e *édition*, 1880, 1 vol. in-8 de XXII-610 p., avec 15 fac-similés d'écriture d'aliénés .... 7 fr.

— **Etude médico-légale sur la pendaison, la strangulation et la suffocation.** 2e *édition*, 1879, 1 vol. in-8 de XII-354 p., avec pl. . 5 fr.

— **Etude médico-légale et clinique sur l'empoisonnement.** 2e *édition*, 1875, 1 vol. in-8 de 1072 p., avec 2 pl. et 52 fig. .. 14 fr.

— **Etude médico-légale sur l'infanticide.** 2e *édition*, 1888, 1 vol. in-8 de 372 p., avec 3 planches coloriées .... 6 fr.

— **Etude médico-légale sur les blessures**, comprenant les blessures en général et les blessures par imprudence, les coups et l'homicide involontaire. 1879, 1 vol. in-8 de 480 p .... 6 fr.

— **Etude médico-légale sur les maladies accidentellement ou involontairement produites** par imprudence, négligence ou transmission contagieuse. 1878, 1 vol. in-8 de 300 pages .... 4 fr.

— **Question médico-légale de l'identité**, dans ses rapports avec les vices de conformation des organes sexuels, contenant les souvenirs et impressions d'un individu dont le sexe avait été méconnu. *Deuxième édition*, 1874, 1 vol. in-8 de 176 pages .... 3 fr.

TEMMINCK et LAUGIER. Nouveau Recueil de planches coloriées d'Oiseaux. 1822-1838, 5 vol. gr. in-folio, avec 600 pl. gravées et coloriées .... 1,000 fr.

— LE MÊME, avec 600 p. grand in-4, figures coloriées............. 750 fr.

TESTE (A.). **Systématisation pratique de la Matière médicale homœopathique.** 1853, 1 vol. in-8 de 616 pages............. 8 fr.

— **Comment on devient homœopathe.** *Troisième édition*, 1873, 1 vol. in-18 jésus de 322 pages............................ 3 fr. 50

THOMPSON (H.). **Traité pratique des maladies des voies urinaires,** par sir Henry THOMPSON, professeur de clinique chirurgicale et chirurgien à University College Hospital. 2ᵉ *édition*, 1881, 1 vol. in-8 de 1000 p., avec 280 fig.................................... 20 fr.

— **Leçons cliniques sur les maladies des voies urinaires,** par Sir Henry THOMPSON, traduites par le Dʳ Robert JAMIN. 1889, 1 vol. in-8 de 876 pages, avec 148 fig., cart............................. 12 fr.

— **Leçons sur les tumeurs de la vessie et sur quelques points de la chirurgie des voies urinaires.** Traduit par le docteur Robert JAMIN. 1885, 1 vol. in-8, avec figures.......................... 4 fr. 50

TRIPIER (AUG.). **Manuel d'électrothérapie.** 1861, 1 vol. in-18 jésus de XII-624 p., avec 89 fig................................. 6 fr.

TRIPIER et BOUVERET. La fièvre typhoïde traitée par les bains froids. 1886, 1 vol. de 641 p., avec 27 tracés.......... 6 fr. 50

TROUSSEAU. Clinique médicale de l'Hôtel-Dieu de Paris. 7ᵉ *édition*, par le docteur Michel PETER, 1885, 3 vol. in-8, ensemble 2616 p., avec un portrait de l'auteur............................. 32 fr.

TUKE (HACK). **Le corps et l'esprit,** action du moral et de l'imagination sur le physique, trad. de l'anglais par V. PARANT. 1886, 1 vol. in-8 de 403 p., avec 2 pl.. 6 fr.

VALETTE. Clinique chirurgicale de l'Hôtel-Dieu de Lyon. 1875, 1 vol. in-8 de 620 p., avec fig............................ 12 fr.

VALLEIX. Guide du médecin praticien, ou Résumé général de Pathologie interne et de Thérapeutique appliquées. 5ᵉ *édition*, contenant le résumé des travaux les plus récents, par P. LORAIN, professeur de la Faculté de médecine. 1866, 5 vol. gr. in-8 de chacun 800 p., avec 81 fig.. 50 fr.

VERLOT (B.). **Guide du botaniste herborisant.** Conseils sur la récolte des plantes, la préparation des herbiers, l'exploration des stations des plantes phanérogames et cryptogames et les herborisations aux environs de Paris, dans les Ardennes, la Bourgogne, la Provence, le Languedoc, les Pyrénées, les Alpes, l'Auvergne, les Vosges, au bord de la Manche, de l'Océan, de la mer Méditerranée. 3ᵉ *édition*, 1886, 1 vol. in-18 de 764 p., avec fig., cartonné... 6 fr.

VERNOIS (MAX.). **Traité pratique d'hygiène industrielle et administrative,** comprenant l'étude des établissements insalubres, dangereux et incommodes. 1860, 2 vol. in-8 de chacun 700 p.......... 16 fr.

VESQUE (J.). **Traité de botanique agricole** et industrielle par J. VESQUE, maître de conférences à la Faculté des sciences de Paris. 1885, 1 vol. in-8 de XVI-876 pages, avec 598 figures, cartonné........ 18 fr.

VIBERT. Précis de médecine légale, par le docteur Ch. VIBERT, médecin expert près les tribunaux de la Seine, avec une introduction par le professeur BROUARDEL, 2ᵉ *édition*. 1889, 1 vol. in-18 jésus de 768 p. avec 79 fig., et trois pl. en chromotypographie. Cartonné......... 8 fr.

— **Étude médico-légale sur les blessures produites par les accidents de chemins de fer.** 1888, 1 vol. in-8 de 118 p. 3 fr. 50

VIDAL. Traité de Pathologie externe et de Médecine opératoire, avec des Résumés d'anatomie des tissus et des régions par A. VIDAL (de Cassis), professeur agrégé à la Faculté de médecine de Paris, 5e *édition*, par le docteur FANO. 1861, 5 vol. in-8, avec 761 figures.. 40 fr.

VILLEMIN. Étude sur la tuberculose, preuves rationnelles expérimentales de sa spécificité et de son inoculation. 1868, 1 vol. in-8 de 640 p.. 8 fr.

VINAY. Manuel d'asepsie. Stérilisation et désinfection par la chaleur. Applications à la médecine, à la chirurgie, à l'obstétrique et à l'hygiène, par Vinay, médecin des hôpitaux de Lyon. 1890, 1 vol. in-18 de 600 p., avec 100 fig..

VIRCHOW et STRAUS. La pathologie cellulaire basée sur l'étude physiologique et pathologique des tissus. 4e *édition*, par I. STRAUS, professeur à la Faculté de médecine de Paris. 1874, 1 vol. in-8 de XXIV-582 pages, avec 157 figures.. 9 fr.

VOISIN. Traité de la paralysie générale des aliénés, par le docteur Auguste VOISIN, médecin de l'hospice de la Salpêtrière. 1879, 1 vol. gr. in-8 de XVI-140 p., avec 15 pl. lithographiées et coloriées, graphiques et fac-similé.. 20 fr.

— **Leçons cliniques sur les maladies mentales et sur les maladies nerveuses.** 1883, 1 vol. gr. in-8 de VIII-770 p., avec photographies et figures.. 15 fr.

WUNDT. Traité élémentaire de physique médicale, par le Dr WUNDT, professeur à l'Université de Heidelberg, traduit avec de nombreuses additions, par les professeurs Monoyer (de Lyon) et Imbert (de Montpellier). 2e *édition*, 1884, 1 vol. in-8 de 704 p., avec 396 fig. et 1 pl. en chromolithographie.. 12 fr.

YVAREN. Entretiens d'un vieux médecin sur l'hygiène et la morale. 1882, 1 vol. in-18 jésus de 671 p.. 5 fr.

ZEILLER. Végétaux fossiles du terrain houiller de la France. 1880, 1 vol. in-8, 185 p., avec atlas de 18 pl.. 18 fr.

É. LITTRÉ

DE L'INSTITUT

DICTIONNAIRE DE MÉDECINE

DE CHIRURGIE, DE PHARMACIE

DE L'ART VÉTÉRINAIRE ET DES SCIENCES QUI S'Y RAPPORTENT

OUVRAGE CONTENANT LA SYNONIMIE GRECQUE LATINE, ALLEMANDE, ANGLAISE, ITALIENNE ET ESPAGNOLE ET LE GLOSSAIRE DE CES DIVERSES LANGUES

SEIZIÈME ÉDITION

Mise au courant des progrès des sciences médicales et biologiques et de la pratique journalière

1 vol. in-8 jésus, de 1880 pages à 2 col., avec 550 figures

Broché, 20 fr. — Relié demi-maroquin, 24 fr.
Relié demi-maroquin, très soigné, tranches peignes, 25 fr.

LES MERVEILLES DE LA NATURE

L'HOMME ET LES ANIMAUX

Par A.-E. BREHM

OUVRAGE COMPLET

10 volumes grand in-8 de chacun 800 pages, avec environ 6500 figures intercalées dans le texte et 200 planches tirées hors texte sur papier teinté... .... 110 fr.

Chaque volume se vend séparément

Broché.. 11 fr.
Relié en demi-chagrin, plats toile, tranches dorées.............. 16 fr.

VIENT DE PARAITRE :

LES RACES HUMAINES

Par R. Verneau, aide-naturaliste au Muséum d'histoire naturelle
1890, 1 vol. gr. in-8 de 800 pages, avec 500 figures.............. 11 fr.

LES MAMMIFÈRES

Edition française par Z. Gerbe
2 vol. gr. in-8, avec 770 figures et 40 planches.................. 22 fr.

LES OISEAUX

Edition française par Z. Gerbe
2 vol. gr. in-8, avec 550 figures et 40 planches.................. 22 fr.

LES REPTILES ET LES BATRACIENS

Edition française par E. Sauvage
1 vol. gr. in-8, avec 600 figures et 20 planches.................. 11 fr.

LES POISSONS ET LES CRUSTACÉS

Edition française par E. Sauvage et J. Kunckel d'Herculais
1 vol. gr. in-8 de 50 p., avec 524 figures et 20 planches........... 11 fr.

LES INSECTES

LES MYRIAPODES, LES ARACHNIDES
Edition française par J. Kunckel d'Herculais
2 vol. gr. in-8, avec 2000 figures et 36 planches.................. 22 fr.

LES VERS, LES MOLLUSQUES

LES ÉCHINODERMES, LES ZOOPHITES, LES PROTOZOAIRES
ET LES ANIMAUX DE GRANDE PROFONDEUR
Édition française par A.-T. de Rochebrune
1 vol. gr. in-8, avec 1200 figures et 20 planches.................. 11 fr.

NOUVEAU DICTIONNAIRE DE MÉDECINE ET DE CHIRURGIE PRATIQUES

ILLUSTRÉ DE FIGURES INTERCALÉES DANS LE TEXTE

OUVRAGE COMPLET

RÉDIGÉ PAR

ABADIE, ANGER, BALLET, BALZER, P. BERT, BOUILLY, BRISSAUD, CHATIN, CHAUFFARD, DANLOS, DELORME, A. DESPRÈS, DIEULAFOY, DUBAR, Mathias DUVAL, Alf. FOURNIER, Ach. FOVILLE, T. GALLARD, GOSSELIN, Alph. GUÉRIN, HALLOPEAU, HANOT, HARDY, HERRGOTT, HEURTAUX, JACCOUD, JULLIEN, KŒBERLÉ. LABADIE-LAGRAVE, LANNELONGUE, LEDENTU, LETULLE, LÉPINE, LUTON, MAURIAC, MOLIÈRE, ORÉ, PANAS, PONCET, POULET, PROUST, Jules ROCHARD, RICHET, SCHWARTZ, SCHMITT, SIREDEY, STOLTZ, I. STRAUS, S. TARNIER, VILLEJEAN, A. VOISIN.

Directeur de la rédaction: le Dr JACCOUD

Professeur de clinique médicale à la Faculté de médecine de Paris, médecin de l'hôpital de la Pitié, membre de l'Académie de médecine

---

Son titre suffit à indiquer à la fois son but et son esprit.

Son but. C'est de rendre service à tous les praticiens qui ne peuvent se livrer à de longues recherches, faute de temps ou faute de livres, et qui ont besoin de trouver réunis et comme élaborés tous les faits qu'il leur importe de bien connaître; c'est de leur offrir une grande quantité de matières sous un petit volume, et non pas seulement des définitions et des indications précises comme en présente le dictionnaire de Littré, mais une exposition, une description détaillée et proportionnée à la nature du sujet et à son rang légitime dans l'ensemble et la subordination des matières.

Son esprit. Le *Nouveau Dictionnaire* n'est pas une compilation des travaux anciens et modernes; c'est une analyse des œuvres des maîtres français et étrangers, empreinte d'un esprit de critique éclairé et élevé; c'est souvent un livre neuf par la publication des matériaux inédits qui, mis en œuvre par des hommes spéciaux, ajoutent une véritable originalité à la valeur encyclopédique de l'ouvrage: enfin c'est surtout un livre pratique.

Le *Nouveau Dictionnaire de médecine et de chirurgie pratiques* se compose de 40 volumes, grand in-8° cavalier, comprenant ensemble 33000 pages avec 4000 figures .... 400 fr.

Prix de chaque volume de 800 pages.......................... 10 fr.

FACILITÉS DE PAIEMENT

ENCYCLOPÉDIE INTERNATIONALE DE CHIRURGIE

ILLUSTRÉE DE FIGURES INTERCALÉES DANS LE TEXTE

Par GOSSELIN, VERNEUIL, DUPLAY, professeurs à la Faculté de médecine de Paris.
— BOUILLY, P. SEGOND, NICAISE, ED. SCHWARTZ, G. MARCHANT, PICQUÉ, chirurgiens des hôpitaux de Paris.
OLLIER, PONCET, VINCENT, professeurs à la Faculté de médecine de Lyon.
POINSOT, POUSSON, chirurgiens des hôpitaux de Bordeaux.
MAURICE JEANNEL (de Toulouse), POISSON (de Nantes).
S. STRICKER, professeur à l'Université de Vienne.
ALLINGHAM, MANSELL MOULIN, R. BARWELL, F. TRÈVES, etc. (de Londres).
A. MORRIS, TH. ANNANDDALE (d'Edimbourg).
J. ASHHURST, SOLIS COHEN, PACKARD, NANCRÈDE, WHITE, etc. (de Philadelphie).
VAN BUREN, LEWIS SMITH, STURGIS, J. LIDELL, etc. (de New-York).
ANDREWS (de Chicago), FENWICK (de Montréal), etc. etc.

OUVRAGE COMPLET

7 volumes grand in-8, comprenant ensemble 6000 *pages à* 2 *colonnes, avec* 2768 *figures intercalées dans le texte* .... 122 *fr.* 50
Chaque volume se vend séparément.................... 17 *fr.* 50

Tome I. *Pathologie chirurgicale générale*, par S. Stricker (de Vienne), A. Verneuil (de Paris), Van Buren (de New-York), Mansell Moulin (de Londres), etc. — *Maladies chirurgicales infectieuses et virulentes*, par A. Stillé (de Philadelphie), M. Jeannel (de Toulouse), White et Van Harlingen (de Philadelphie), etc.

Tome II. *Chirurgie générale :* Diagnostic chirurgical, petite chirurgie, chirurgie opératoire, anesthésie et anesthésiques, arsenal de la chirurgie contemporaine, méthode antiseptique, pansement ouaté, amputations, chirurgie plastique, par Brinton (de Philadelphie), Gosselin (de Paris), Defontaine (de Paris), Watson Cheyne (de Londres), M. Jeannel (de Toulouse), John Ashhurst (de Philadelphie), G. Poinsot (de Bordeaux), etc. — *Maladies chirurgicales communes aux divers tissus organiques :* Abcès, fistules et phlegmon, contusions, plaies, plaies par armes à feu, ulcères, brûlures, effets du froid, gangrène, par H. Marsh (de Londres), Th. Bryant (de Londres), Conner (de Cincinnati), etc.

Tome III. *Peau, tissu cellulaire, bourses, séreuses, muscles, lymphatiques, vaisseaux sanguins et nerfs*, par White (de New-York, M. Jeannel (de Toulouse), Lidell (de New-York), R. Barwell (de Londres), Nicaise (de Paris), etc.

Tome IV. *Os, articulations, résections et tumeurs*, par L. Ollier, E. Vincent, Poncet (de Lyon), Packard, Andrews, Barwell, Fenwick, etc.

Tome V. *Tête, yeux, oreilles, bouche, face, nez, dents, cou et rachis*, par Masselon (de Paris), Guerder, Lefferts, Gerard Marchant (de Paris), Brasseur, Lidell, Trêves et M. Jeannel (de Toulouse).

Tome VI. *Voies aériennes, thorax, seins*, par M. J. Solis Cohen, E. Le Bec (de Paris), T. Annandale. — *Abdomen, rectum et anus*, parois, ombilic, péritoine, estomac, intestins, foie, rate, pancréas, reins, hernies, obstructions intestinales, hémorroïdes, par H. Morris, L. Picqué (de Paris), Ashhurst et Allingham. — *Orthopédie*, par Barette (de Paris).

Tome VI. *Maladie de la vessie et de la prostate*, par Reg. Harrison. — *Maladies de l'urèthre*, par S. Duplay (de Paris). — *Calculs urinaux et calculs vésicaux*, par A. Pousson (de Bordeaux). — *Organes génitaux de l'homme*, par Ed. Schwartz (de Paris). — *Maladies des ovaires*, par Poisson (de Nantes). — *Tumeurs des ovaires*, par P. Segond (de Paris). — *Maladies de l'utérus*, par Bouilly (de Paris). — *Maladies des organes génitaux externes de la femme*, par Picqué (de Paris).

Grâce au concours des savants français et étrangers les plus illustres, cet important ouvrage a pu être entièrement achevé en moins de quatre années, et ses premiers comme ses derniers volumes sont exactement au courant des progrès de la science contemporaine. Il forme le traité le plus complet de pathologie externe et de médecine opératoire.

Tours. — Imprimerie DESLIS FRÈRES

GALEZOWSKI. Maladies des yeux. 1 vol. in-8. . . . . 20 fr.
— Ophtalmoscopie. 1 vol. gr. in-8, avec atlas de 28 planches. Cart. . . . . 35 fr.
GALLOIS. Manuel de la sage-femme et de l'élève sage-femme. 1 vol, in-18 jés. . . . . 6 fr.
GAUJOT et SPILLMANN. Arsenal de la chirurgie contemporaine. 2 vol. in-8 de 800 pages, avec 1855 figures. . . . 32 fr.
GAUTRELET (E.). Urines, dépôts, sédiments, calculs, application de l'analyse à la séméiologie. 1 vol. in-16, avec fig. . . . 6 fr.
GELLÉ (E.). Maladies de l'oreille. 1 vol. in-18 jés. . . . . 9 fr.
GILLETTE. Chirurgie journalière des hôpitaux de Paris. 1 vol. in-8. Cart. . . . . 12 fr.
GOFFRES. Bandages, pansements et appareils. 1 vol. in-18, avec 81 pl. fig. noires. Cart. . . . . 18 fr.
— Le même, fig. col. Cart. . . . . 36 fr.
GOSSELIN, DUPLAY, VERNEUIL, BOUILLY, SEGOND, etc. Encyclopédie internationale de chirurgie. 7 v. gr. in-8. 122 fr. [illegible]0
GRIESINGER. Maladies infectieuses. 1 vol. in-8. . . . . . 10 fr.
GROSS. Pathologie chirurgicale. 3 vol. in-8. . . . . »
GUYON. Chirurgie clinique. 1 vol. in-8. . . . . 11 fr.
— Maladies des voies urinaires. 1 vol. grand in-8. . . . . . 16 fr.
— Affections de la vessie et de la prostate. 1 vol. gr. in-8. . 16 fr.
HALLOPEAU. Pathologie générale. 1 vol. in-8. . . . . . . 12 fr.
HAMILTON. Fractures et luxations. 1 vol. in-8. . . . . . . 24 fr.
HAMMOND. Maladies du système nerveux. 1 vol. gr. in-8. Cartonné. . . . . 22 fr.
HARDY. Maladies de la peau. 1 vol. in-8. Cart. . . . . . . 18 fr.
HARRIS, AUSTEN et ANDRIEU. Art du dentiste. 1 vol. in-8. Cartonné. . . . . 20 fr.
HOLMES. Thérapeutique des maladies chirurgicales des enfants. 1 vol. in-8 de 1000 p., avec 330 figures. . . . . . 15 fr.
JEANNEL. Arsenal du diagnostic. 1 vol. in-8. . . . . 7 fr.
JULLIEN (L.). Maladies vénériennes. 1 vol. in-8. Cart. . . . 20 fr.
KELSCH et KIENER. Maladies des pays chauds. 1 vol. in-8. 24 fr.
LAVERAN et TEISSIER. Pathologie médicale. 2 v. in-8. 20 fr.
LE BEC. Médecine opératoire. 1 vol. in-18. . . . . 6 fr.
LEGOUEST. Chirurgie d'armée. 1 vol. in-8. . . . . 14 fr.
LEYDEN (E.). Maladies de la moelle épinière. 1 v. gr. in-8. 14 fr.
MASSELON. Ophtalmologie chirurgicale. 1 v. in-18 jésus. 6 fr.
MAURIAC (Ch.). Maladies vénériennes. 1 vol. gr. in-8. . 18 fr.
NÆGELE et GRENSER. Accouchements. 1 vol. in-8. . . . 12 fr.

PENARD et ABELIN. Guide de l'accoucheur et de la sage-femme. 1 vol. in-18. Cart. .... 6 fr.
PETER. Maladies du cœur. 1 vol. in-8. .... 18 fr.
RACLE, FERNET et STRAUSS. Diagnostic médical. 1 vol. in-18 jésus. Cartonné .... 8 fr.
RICHARD (David). Histoire de la génération chez l'homme et chez la femme. 1 vol. in-8, avec 8 planches col. Cart. .... 10 fr.
RINDFLEISCH. Pathologie. 1 vol. in-8. .... 6 fr.
ROCHARD (Jules). Histoire de la chirurgie française au XIXe siècle. 1 vol. in-8. .... 12 fr.
SAINT-GERMAIN. Chirurgie orthopédique, thérapeutique des difformités. 1 vol. gr. in-8, avec 129 figures. .... 9 fr.
SCHMITT (J.). Microbes et maladies. 1 vol. in-16. .... 3 fr. 50
THOMPSON (Henry), Maladies des voies urinaires. 2 vol. in-8. Cart .... 32 fr.
VALLEIX et LORAIN. Guide du médecin praticien. 5 vol. in-8. .... 50 fr.
VIDAL (de Cassis) et FANO. Pathologie externe et médecine opératoire. 5 vol. in-8. .... 40 fr.
VIRCHOW. Pathologie cellulaire. 1 vol. in-8 .... 9 fr.

Quatrième Examen. — Matière médicale, Pharmacologie, Thérapeutique, Hygiène, Médecine légale.

ANDOUARD. Pharmacie. 1 vol. in-8. .... 16 fr.
ARNOULD. Hygiène. 1 vol. in-8. Cart. .... 20 fr.
BRIAND et CHAUDÉ. Médecine légale. 2 vol. in-8. .... 24 fr.
BROUARDEL. Secret médical. 1 vol. in-16. .... 3 fr. 50
CAUVET. Matière médicale. 2 vol. in-18 jésus. .... 15 fr.
CAZENEUVE (P.). La coloration des vins. 1 vol. in-16. .... 3 fr. 50
CHAPUIS. Toxicologie. 1 vol. in-18 jés. Cart. .... 8 fr.
COLIN (Léon). Maladies épidémiques. 1 vol. in-8. .... 16 fr.
DUBRAC. Jurisprudence médicale et pharmaceutique. 1 vol. in-8. .... 12 fr.
FERRAND (A.). Thérapeutique. 1 vol. in-18 jés. Cart. .... 9 fr.
FERRAND (E.). Aide-mémoire de pharmacie. 1 volume in-18 jésus. Cartonné. .... 7 fr.
FONSSAGRIVES. Thérapeutique. 1 vol. in-8. .... 9 fr.
— Hygiène et assainissement des villes. 1 vol. in-8. .... 8 fr.
— Hygiène alimentaire. 1 vol. in-8. .... 9 fr.
— Hygiène navale. 1 vol. gr. in-8, avec 145 fig. .... 15 fr.
GALLOIS. 1200 formules. 1 vol. in-18. Cart. .... 3 fr. 50
GAUTIER (A.). La sophistication des vins. 1 v. in-18. .... 4 fr. 50

GUBLER. Cours de thérapeutique. 1 vol. in-8.......... 9 fr.
— Commentaires thérapeutiques du Codex. 1 vol. in-8. Cartonné.. 16 fr.
JAMMES. Manuel des étudiants en pharmacie. 2 volumes in-18 jésus.. 10 fr.
JEANNEL. Formulaire officinal et magistral, international. 1 vol. in-18. Cart.. 6 fr. 50
LEFORT. Aide-mémoire d'hygiène et de médecine légale, pour la préparation du 4e examen. 1 vol. in-18. Cartonné..... 3 fr.
LEVY (Michel). Hygiène. 2 vol. in-8.................... 20 fr.
MORACHE. Hygiène militaire. 1 vol. in-8, avec 173 fig . 15 fr.
NOTHNAGEL et ROSSBACH. Matière médicale et thérapeutique. 1 vol. in-8.. 16 fr.
REVEIL. Formulaire raisonné des médicaments nouveaux. *Deuxième édition.* 1 vol. in-18 jésus, avec fig.......... 6 fr.
SOUBEIRAN. Nouveau dictionnaire des falsifications et des altérations des aliments, des médicaments. 1 v. in-8. Cart. 14 fr.
TARDIEU (A.). Médecine légale : attentats aux mœurs, avortement, blessures, empoisonnement, folie, identité, infanticide, maladies accidentelles, pendaison. 9 vol. in-8... ...... 54 fr.
VIBERT. Médecine légale. 1 vol. in-18 jés. Cart......... 8 fr.

Cinquième Examen. — **Clinique interne,**
Clinique externe et obstetricale,
Anatomie pathologique.

CHURCHILL et LEBLOND. Maladies des femmes. 1 volume in-8.. 18 fr.
CRUVEILHIER (J.). Anatomie pathologique. 5 vol. in-8.. 35 fr.
EMMET. Pratique des maladies des femmes. 1 vol. in-8. 15 fr.
DESPRES. Chirurgie journalière. 1 vol. in-8 .... 12 fr.
GALLARD. Clinique médicale de la Pitié. 1 vol. in-8... 10 fr.
– Leçons cliniques sur les maladies des femmes : Maladies des ovaires et menstruation. 2 vol. in-8............. 14 fr.
GOSSELIN (L.) Clinique chirurgicale de l'hôpital de la Charité. 3 vol. in-8.. 36 fr.
LABOULBÈNE. Anatomie pathologie. 1 volume in-8. Cartonné.. 20 fr.
LEUDET. Clinique médicale. 1 vol. in-8............... 8 fr.
PERRET (S.). Clinique médicale. 1 vol. in-8............ 8 fr.
RINDFLEISCH. Histologie pathologique. 1 vol. in-8..... 15 fr.
SIMPSON. Clinique obstétricale. 1 vol. in-8............ 12 fr.
TROUSSEAU et PETER. Clinique médicale de l'Hôtel-Dieu. 3 volumes in-8.. 32 fr.
VALETTE. Clinique chirurgicale. 1 vol. in-8........... 12 fr.

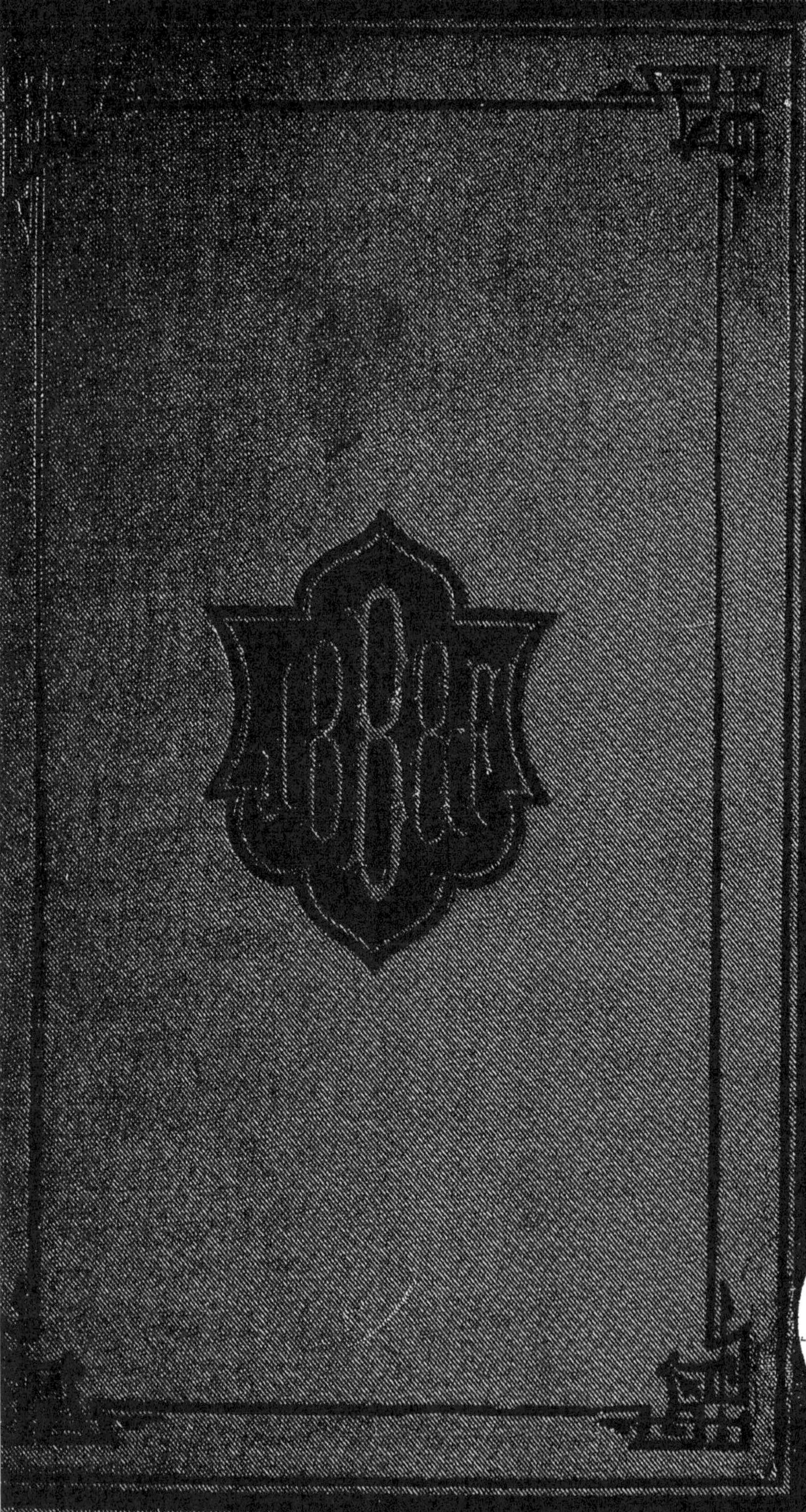

www.ingramcontent.com/pod-product-compliance
Lightning Source LLC
LaVergne TN
LVHW021717230826
846091LV00003BA/654

* 9 7 8 2 0 1 9 6 6 4 8 9 3 *